TRASTORNO POR DÉFICIT DE ATENCIÓN CON HIPERACTIVIDAD

Divulgación

TRASTORNO POR DÉFICIT DE ATENCIÓN CON HIPERACTIVIDAD

RAFA GUERRERO

ENTRE LA PATOLOGÍA Y LA NORMALIDAD

LIBROS **CÚPULA**

Diseño y maquetación del interior: Rudesindo de la Fuente

Editorial Planeta, S. A., 2021
Avda. Diagonal, 662-664, 08034 Barcelona (España)
Libros Cúpula es marca registrada por Editorial Planeta, S. A.
Este libro se comercializa bajo el sello Libros Cúpula
www.planetadelibros.com

Adaptación de la cubierta: Booket / Área Editorial Grupo Planeta
Ilustración de la cubierta: Shutterstock
Primera edición en Colección Booket: octubre de 2025

Depósito legal: B. 13.855-2025
ISBN: 978-84-480-4515-9
Impreso en España

Biografía

Rafa Guerrero es psicoterapeuta y doctor en Educación. En la actualidad es director de Darwin Psicólogos y profesor en varias universidades. Antiguo profesor de la Universidad Complutense de Madrid, es experto en TDAH, trastornos del aprendizaje y problemas de conducta. Ha lanzado su propio pódcast con diferentes temáticas sobre educación y crianza: *El pódcast de Rafa Guerrero*. Es autor de varios libros, entre los que destacan *TDAH. Entre la patología y la normalidad* (2021), *Educación emocional y apego* (2023), *El cerebro infantil y adolescente* (2021), *Menudas rabietas* (2023) y *Trauma* (2024), así como el juego sobre emociones *Emovere*. Es colaborador habitual de *El País*, *ABC*, Cadena COPE y Radio Nacional de España. Formador de profesores y padres en numerosos colegios y centros educativos de España, es conferenciante en congresos sobre crianza respetuosa en diversos países de Latinoamérica.

www.darwinpsicologos.com
www.rafaguerrero.com
@rafaguerreropsicologo
Rafa Guerrero - Darwin Psicólogos
El pódcast de Rafa Guerrero

A mi madre, por su mirada incondicional,
y a mi padre, por incentivar mi curiosidad en el saber

ÍNDICE

PREÁMBULO

Hace años que me encuentro a Rafa en todos los congresos y cursos sobre el TDAH en los que participo. Al principio solo me sonaba su cara, después iba cayendo en la cuenta de que efectivamente era la misma persona, hasta que finalmente se presentó. En aquel momento Rafa trabajaba como orientador en un colegio y daba clases en varias universidades.

Un buen día me abordó y me comunicó su deseo de formar parte de nuestro equipo de trabajo. El principal valor que busco en un miembro de nuestro equipo es la pasión y motivación por nuestra actividad, por encima de los conocimientos o experiencia acumulada. Lo primero es de serie, mientras que lo segundo se va adquiriendo con el tiempo. Esta es la condición de los que llamo los frikis en mi sector, que les define su nivel de compromiso y pasión por lo que hacen.

En pocas entrevistas me di cuenta de que Rafa formaba parte de este grupo, y su trayectoria profesional lo avalaba. Así empezó a colaborar con el equipo de CADE (Centro de Atención a la Diversidad Educativa).

Al poco tiempo, me comunicó que dejaba el colegio en el que trabajaba desde hacía años como orientador, porque quería escribir un libro que pudiera ayudar a las familias y maestros de niños con TDAH. A mí, que me cuesta tanto escribir, me parecía todo un reto. Durante todo un año Rafa se ha costeado de su propio bolsillo los gastos para los viajes que ha tenido que hacer para entrevistarse con diferentes profesionales especialistas en la materia, como un friki, hasta que finalmente ha cumplido su sueño.

Cuando me pidió que escribiera unas líneas para su libro, no pude negarme, aunque no sabía muy bien qué contar. Por eso he decidido hacer una pequeña foto de cómo he vivido este proyecto de Rafa, el cual tiene toda mi admiración y respeto. Gracias, Rafa, por tu esfuerzo y compromiso con la familia TDAH.

José Ramón Gamo
Director técnico de CADE
(Centro de Atención a la Diversidad Educativa)

PRÓLOGO

La temática de este libro es una de las más candentes en la medicina actual. Se trata de una enfermedad psiquiátrica de origen todavía incierto que afecta mayormente a niños en edad escolar y suele retardar profundamente su desarrollo intelectual y emocional. Se trata, por lo tanto, de una enfermedad que aflige a un sector vulnerable de la sociedad en las edades en que es más vulnerable a un déficit psicológico con adversa repercusión pedagógica. Con razón el TDAH ha adquirido un impacto social extraordinario. Confieso que me cuesta todavía un poco usar la primera letra del acrónimo, pues aquí se trata más de un déficit de principio que de un trastorno estrictamente hablando, el cual implicaría una transición del orden al desorden. Pero ciertamente se trata de un trastorno para padres y maestros.

Estimado lector, tienes en tus manos el que, a mi modo de ver, es el mejor tratado sobre el TDAH que se ha escrito hasta ahora en lengua española. Cuatro hechos me llevan a esta conclusión: la amplitud del estudio en que se funda, el juicio crítico del autor, el balance equilibrado de opiniones distintas en la discusión científica del problema y la pulcritud del escrito. El tema es indudablemente complejo y tiene muchos aspectos, todos los cuales son objeto de cuidadoso análisis en estas páginas.

En el curso de la evolución de las distintas especies animales –en «la noche de los tiempos»– la corteza del lóbulo frontal se desarrolló mucho más, en volumen relativo, que las otras estructuras cerebrales. La última en desarrollarse con ventaja fue la corteza del polo frontal de ambos hemisferios, llamada corteza prefrontal, que en el cerebro humano constituye casi una tercera parte de la totalidad de la corteza evolutivamente «nueva» (neocórtex). De modo semejante, en el curso del desarrollo del individuo (ontogenia), la corteza prefrontal se desarrolla mucho y despacio. En el individuo normal no alcanza la madurez completa, en términos de células y conexiones nerviosas, hasta la tercera década de la vida. Hoy sabemos que la causa inmediata del TDAH es precisamente un retraso o detención en la maduración de esta corteza.

También sabemos que las funciones más importantes de la corteza prefrontal son las llamadas funciones ejecutivas, las cuales tienen dos vertientes de expresión, una cognitiva y la otra emocional. Por consiguiente, estas funciones inciden marcadamente sobre el desarrollo de los conocimientos y sentimientos del niño y el adolescente. Entre ellas están, principalmente, la atención, la memoria operativa (o «de trabajo»), la planificación y el control inhibitorio de impulsos. En todas ellas la corteza prefrontal juega un papel crítico. Así es que, en el terreno educativo, la corteza prefrontal y sus funciones le permiten al niño, ante todo y, sobre todo, «aprender a aprender»; es decir, le permiten conseguir la capacidad de desarrollar hábitos y estrategias para adquirir, almacenar y utilizar nueva información de todo género. De ello se colige, como nos explica Guerrero, que en el TDAH el retraso del desarrollo de la corteza prefrontal resulte en un déficit acusado del rendimiento escolar del niño y de su conducta tanto en casa como en el colegio. Por el mismo motivo sufren su autoestima y sus relaciones sociales con los demás.

En líneas muy generales, la corteza prefrontal es un eslabón esencial del Ciclo Percepción-Acción (CPA), a saber, del procesamiento circular de información que adapta el organismo a su entorno en el curso de cualquier tarea con objetivo. Es un ciclo cibernético que se gobierna a sí mismo a base de señales del exterior que lo corrigen y enderezan (κυβερνάω, origen de la palabra «gobierno», se refiere a la acción del timonel, que rige y corrige la embarcación por sextante, viento y marea). El CPA funciona a todos los niveles del sistema nervioso, desde lo más bajo en la médula espinal hasta lo más alto en la corteza cerebral. En la última, el bucle cibernético pasa por las redes neuronales de memoria y conocimiento (cógnitos), las cuales analizan la información sensorial e informan la acción a realizar, la cual producirá nuevos estímulos del entorno que realimentarán el ciclo para corrección y enderezamiento de sucesivas acciones hasta que estas alcancen su objetivo.

En el CPA educativo del niño están, naturalmente, el maestro, los padres, el tutor, el ordenador interactivo, los demás alumnos, el libro, la pizarra y el cuaderno de notas. Estas fuentes de *feedback* o retroalimentación, positiva o negativa, cierran en el mundo externo el bucle cibernético que pasa por las cortezas sensorial y ejecutiva del alumno. Ambas están organizadas jerárquicamente al servicio del CPA. En lo alto de la corteza ejecutiva está la corteza prefrontal, la cual es esencial para que el niño, inmerso en aquel ciclo, alcance sus objetivos escolares con la debida previsión y confianza en sí mismo.

Debido al retraso en el desarrollo de la corteza prefrontal, se retrasa la habilidad del niño enfermo para atender a sus tareas y al razonamiento que requieren. Su memoria operativa se entorpece, y al mismo tiempo se entorpece su capacidad para planear su conducta tanto a corto como a largo plazo. Es más, cada dos por tres el niño cae presa de las más mínimas distracciones, que lo apartan de lo que tiene que hacer en cada momento. Todo ello suele acompañarse de una impulsividad y actividad incontroladas, por las que se resiente no solo su progreso académico, sino el ambiente escolar y familiar en el que vive. Como consecuencia, en algunos casos, el enfermo desatendido se encuentra obligado a abandonar su escuela para entrar en un periplo de colegios o incluso, si cae en la delincuencia, instituciones disciplinarias.

Sin tratamiento, el curso de la enfermedad varía considerablemente. En muchos casos, con el tiempo, disminuyen espontáneamente la impulsividad e hiperactividad, por lo cual el adolescente o adulto con TDAH, aun sin haber tenido una educación primaria completa, puede encontrar alguna manera de adaptarse a la sociedad; puede lograr una ocupación productiva y tal vez incluso creativa, aunque persista su déficit de atención. Esta evolución relativamente favorable de la enfermedad implica un mayor o menor aprovechamiento de las escasas reservas cognitivas y sociales subsistentes. En cualquier caso, no puede hablarse de una curación espontánea de la enfermedad sino, a lo sumo, de un reajuste de reservas cerebrales.

Hoy día no existe un remedio definitivo para el TDAH. Lo que sí existe es un mayor reconocimiento de la enfermedad por parte de la profesión médica y de la sociedad en general. Indudablemente este libro, con su ecléctico pragmatismo, contribuirá a ello en buena medida. En él el autor plantea claramente los procedimientos actualmente más prácticos y consensuales para llegar al diagnóstico de la condición y para formular su tratamiento. Su estudio de los aspectos sociales y emocionales del TDAH se acompaña de una docta exposición de los factores neurobiológicos más notables detrás de la anormalidad del síndrome. En particular, expone con lucidez la literatura que trata de las funciones cognitivas y afectivas que más deficientes se encuentran en los pacientes con TDAH. En este contexto, la atención, la memoria, la motivación, la autoestima y la afinidad social son objeto de estudio detenido.

A falta de un marcador genético y de signos clínicos de orden físico, el diagnóstico de TDAH se basa en métodos psicológicos, incluyendo la evaluación de las manifestaciones conductuales del enfermo. Entre las últimas tienen cardinal importancia su vida social y sus expresiones emocionales en reacción a los eventos significativos de familia y escuela. Son especialmente relevantes sus relaciones con otros alumnos. Como sea que cada caso tiene características distintas, cobra especial interés, para la evaluación, un amplio inventario de datos clínicos y conductuales acompañado de la justa atribución de peso a cada uno de ellos.

Basándose en la singularidad de cada enfermo y la ponderación de todos los hechos pertinentes, Guerrero adopta en todos los casos una continua intervención terapéutica de equipo, en la que participan padres, maestros, médicos y psicólogos. Aquí conviene realzar una riquísima casuística que pone de relieve el mérito de la terapia individualizada. Sin desdeñar el tratamiento farmacológico, el cual en algunos casos tiene un lugar prominente a su debido tiempo, en todos los casos el autor enfatiza el valor coadyuvante, si cabe decisivo, de la psicoterapia. Entre las diversas formas de la misma, destaca la psicoterapia cognitivo-conductual, que utiliza incentivos y refuerzos bien escogidos para modificar la conducta del niño. La intervención terapéutica incluye, además, una serie de ingeniosos métodos, entre ellos juegos, para adiestrar el sujeto en el uso de funciones ejecutivas, como, por ejemplo, la memoria operativa. En algunos países, como Holanda, se utilizan tales métodos en estudiantes de escuela secundaria para favorecer el razonamiento. Todo ello tiene por objeto facilitar el ciclo educativo y armonizar la conducta del educado con la sociedad en la que vive y vivirá.

Joaquín Fuster
Profesor de Psiquiatría y Neurociencia Cognitiva
Universidad de California
Los Ángeles

7 de febrero de 2016

INTRODUCCIÓN

Durante mi infancia y parte de la adolescencia en los años cuarenta y cincuenta, la hiperactividad, la curiosidad insaciable, la distracción y la atracción por aventuras de intensidad elevada me conducían a travesuras y situaciones arriesgadas que preocupaban a mis padres y maestros y ponían a prueba su paciencia. Si bien era un muchacho sociable y alegre, mis arrebatos indignaban a mis mejores amigos.

Con ocho o nueve años, tras haber cometido alguna barrabasada, casi siempre me asaltaba interiormente la pregunta: «¿Y quién demonios soy yo?». Entonces, desfilaban por mi cabeza los calificativos que los adultos de mi alrededor utilizaban para describirme: «Un niño muy travieso», «un diablillo», «más malo que la quina», «un rabo de lagartija». La impotencia para regular mi inquieto temperamento se traducía en reiterados y fallidos propósitos de enmienda. Unas veces exteriorizaba mi frustración con brotes de mal genio, otras transformaba mi descontento en trastornos digestivos, pero después de cada trastada me invadían la culpa y el remordimiento.

Por fortuna, en los momentos más difíciles, casi siempre aparecía algún ángel de carne y hueso que me guiaba, a la vez que me transmitía comprensión y apoyo. Gracias a estos personajes, unos con nombre y otros anónimos, no pasaba mucho tiempo sin que se iluminara en mi mente el presentimiento reconfortante de que un día el buen futuro enterraría al mal presente.

Estas experiencias me convencieron de que la noción que los niños tienen de sí mismos es el reflejo de las opiniones que los demás expresan de ellos. Y también, que para apreciarse a uno mismo es esencial contar durante los periplos de la niñez con el cariño y apoyo de algún adulto. Y cuanto más espinosa sea la infancia, más indispensables son estos vínculos afectivos.

Pese a ser razonablemente intuitivo e inteligente, mi perpetuo estado de «marcha» y agitación me robaban gran parte de la concentración necesaria para asimilar las materias escolares. Los tropiezos colegiales culminaron a los catorce años, curso en el que suspendí cinco de las ocho asignaturas que lo componían. Mis padres comenzaron a pensar que, con vistas al futuro, lo mejor para mí sería aprender algún oficio que no requiriese el bachillerato. Como última oportunidad, decidieron matricularme en un instituto conocido por aceptar a muchachos «cateados» de otros centros. Este nuevo reto, sin embargo, abrió un esperanzador capítulo en mi vida. Alguien muy especial me esperaba allí: doña Lolina, ni más ni menos que la temida directora del colegio. Rondando los cincuenta años, con pelo corto y despeinado y mirada expresiva y penetrante, doña Lolina era una mujer, seria, fuerte, perceptiva y, sobre todo, experta en adolescentes problemáticos. El caso es que la primera orden que me dio fue que en el aula me sentara en la primera fila –hasta entonces mi sitio, preferido por mí y por mis maestros, siempre había sido la última–. Poco a poco, con la confianza y motivación estimuladas por el nuevo y receptivo ambiente escolar, a los quince años comencé a practicar lo que en psicología se conoce por las *funciones ejecutivas*. Por ejemplo, aplicar el freno a la impulsividad, considerar las consecuencias de mis actos, controlar dentro de lo posible mi comportamiento y fijarme algunos objetivos.

Al mismo tiempo acepté que, a la hora de estudiar ciertas asignaturas, tenía que ajustarme a mi propio ritmo de aprendizaje. Yo necesitaba hora y pico para retener una fórmula química o una lección de historia que mis compañeros de clase asimilaban en media hora. Aprendí que cuando hay obstáculos en el camino, la distancia más corta entre dos puntos puede ser la línea curva.

Paulatinamente noté que el termómetro para medir mi autoestima marcaba más grados cuando veía que mis esfuerzos me llevaban a alcanzar alguna meta que me había fijado, aunque fuese muy modesta. Este cambio progresivo positivo se fue incorporando a las opiniones que los demás tenían de mí. Puedo decir que a los diecisiete años empecé a reconducir poco a poco mi vida por un camino más seguro y despejado.

En la primavera de 1972 había volcado ya todo mi entusiasmo en la ilusión de especializarme en psiquiatría en el Hospital Bellevue de Nueva York. Como médico residente, seguía el curso que impartía Stella Chess, profesora de Psiquiatría infantil. El tema del día era el trastorno por hiperactividad en la infancia. El entusiasmo que manifestaba la doctora Chess al exponerlo era comprensible, pues la Asociación Americana de Psiquiatría acababa de reconocer oficialmente este diagnóstico apoyándose, en gran medida, en los resultados de sus reconocidos estudios sobre el temperamento infantil. Para Chess, el exceso de actividad, la distracción y la impulsividad en los niños respondían a una alteración del funcionamiento de las zonas cerebrales encargadas de regular la energía física, y afectaban aproximadamente al cuatro por ciento de la población entre los siete y los dieciocho años de edad. Un dato esperanzador: la mayoría de estos pequeños que soportaban durante años el frustrante desequilibrio entre su deseo de encajar con normalidad y el descontrol que les dominaba, con el tiempo maduraban y minimizaban sus dificultades.

Aquella reveladora clase de Stella Chess despertó en mí la idea de que mis dificultades de la infancia y adolescencia fuesen debidas a este trastorno. Confieso que la posibilidad de que problemas infantiles como los míos tuviesen un nombre me resultó realmente consoladora.

El trastorno por déficit de atención e hiperactividad fue reconocido oficialmente en 1994. Desde entonces, además de ser un reto científico para la medicina, la psicología y la pedagogía, supone un desafío sociopolítico. Pienso que, como paso previo a pronunciarnos ante este trastorno, la sociedad y sus líderes deberán primero informarse y entenderlo con un espíritu abierto y, sobre todo, con empatía; sintiendo y respetando genuinamente la realidad de los afectados y sus familiares.

A día de hoy, estoy convencido de que la moraleja de las experiencias tempranas de mi vida es la misma que apunta un antiguo proverbio chino: «En el corazón de las crisis se esconde una gran oportunidad». En mi caso, la oportunidad fue conocerme mejor y aprender a luchar, a cambiar y a lograr un día dirigir razonablemente el rumbo de mi vida. Pero esto no es todo, pues otra enseñanza, no menos importante, ha sido que para poder encontrar la oportunidad en la crisis es necesario contar con la comprensión, el apoyo y el conocimiento de otras personas.

Luis Rojas Marcos
Psiquiatra y profesor de Psiquiatría
de la Universidad de Nueva York (EE. UU.)

INTRODUCCIÓN AL TDAH

El trastorno por déficit de atención con hiperactividad (TDAH) es un trastorno que en la actualidad está en boca de todo el mundo. Todos hablamos de este trastorno que parece que se ha puesto de moda en los últimos años, pero que tiene una larga historia, como veremos en el primer capítulo del libro. Todos opinamos sobre el trastorno por déficit de atención, pero pocos saben realmente lo que es de una manera científica. Como bien dice el neurólogo Alberto Fernández Jaén, todo lo que no sea ciencia es un prejuicio; no es más que una opinión y, por tanto, cargado con un tinte subjetivo. Dado que el TDAH no tiene un marcador biológico o una prueba que determine si el niño lo padece o no, genera una gran cantidad de prejuicios y mitos. A diferencia de lo que ocurre, por ejemplo, en el síndrome de Down o con una persona con discapacidad motora, el TDAH no es observable, lo que implica un mayor grado de incomprensión y especulación.

Además de que la sociedad en general opine y hable sobre el TDAH, en los centros escolares es uno de los diagnósticos más frecuentes. Tanto maestros como profesores y miembros de los departamentos de orientación se muestran sensibilizados por atender, con las máximas garantías, a los chicos con TDAH con el objetivo de que tengan un desarrollo escolar lo más normalizado e integrador posible. Tal es el movimiento que suscita este trastorno que la FEAADAH (Federación Española de Asociaciones de Ayuda al Déficit de Atención e Hiperactividad) ha solicitado a la Organización Mundial de la Salud (OMS) que declare un día mundial de sensibilización del TDAH.

Entre tanto movimiento y preocupación en relación con este trastorno, no faltan diferentes enfoques y maneras de entender el TDAH. Desde los profesionales que aportan datos científicos en relación con los genes que codifican este trastorno hasta los que, sin negar su existencia, denuncian el sobrediagnóstico que hay en relación con el TDAH. En el extremo opuesto nos encontramos algunos profesionales de diferentes ámbitos que sostienen que el TDAH no existe y que es producto de la industria farmacéutica. Por lo tanto, nos encontramos con posturas para todos los gustos en relación con el TDAH, aunque la gran mayoría de los expertos defienden su existencia y se apoyan en una gran cantidad de datos experimentales y científicos que así lo avalan, como se defiende y argumenta en este libro. Algunos autores señalan la gran cantidad de casos de niños que han sido diagnosticados de TDAH sin serlo en realidad. En ocasiones, niños con problemas en el vínculo afectivo con sus padres o con deficiencias perceptivas visuales y auditivas han llegado a ser etiquetados como TDAH. Además de esto, una gran cantidad de chicos son diagnosticados de TDAH en consultas públicas y privadas después de que el profesional haya visto al niño y a los padres durante quince minutos o después de que los padres hayan rellenado un sencillo cuestionario. Este hecho es bastante preocupante. No podemos tolerar que se esté evaluando a niños en diez o quince minutos de consulta y que seguidamente les estemos dando un diagnóstico y un tratamiento, en muchos de los casos farmacológico. La evaluación, como se defiende en este libro, es un proceso serio que requiere tiempo para poder hacer un correcto diagnóstico o descartar la posible patología. Si no hacemos un buen proceso de evaluación, las pautas educativas y el tratamiento multidisciplinar que requiere este trastorno estarán abocados al fracaso. Es como querer construir un edificio alto y robusto sin invertir tiempo en su base.

Uno de los puntos en donde los autores especializados no coinciden es en el nombre que se le da al trastorno. Para algunos es claramente un trastorno. Algunos teóricos hablan de espectro, ya que entienden que, al igual que en la vida, los trastornos no son cuestión de blanco o negro, sino que hay modalidades de grises (escalas). Otros abogan por la idea de síndrome, ya que si se toman las medidas y adaptaciones necesarias, no tiene por qué convertirse en un trastorno que afecte a la vida cotidiana en sus múltiples aspectos, ya que su funcionamiento es completamente normal. Supongamos que estamos impartiendo una clase a un grupo de niños de diez años. Si le pedimos a un niño que lleva gafas y que se sienta en la parte trasera de la clase que se las quite y que lea una palabra que hemos escrito en la pizarra, no va a ser capaz de leerla correctamente. En el momento en que le dejamos que se ponga las gafas, podrá leer la palabra de la pizarra sin problemas. Con este sencillo ejemplo vemos lo común que es tener dificultades en la vida cotidiana y lo fácil que es ponerle remedio. En este caso, con el sencillo acto de ponerle gafas a un niño, le permitimos seguir la clase y ver lo que pone el profesor en la pizarra. Siguiendo con la explicación de antes, el hecho de que tengamos un déficit o un síntoma no quiere decir que tengamos un trastorno, ya que hemos puesto las medidas necesarias para evitar ese trastorno. Como comentaremos a lo largo del libro, el motivo de que el niño manifieste una serie de síntomas no quiere decir que tenga un trastorno. Por ejemplo, en la etapa de infantil los niños suelen ser inquietos y movidos, y esto no tiene por qué representar un problema, aunque, a lo mejor, en la etapa de primaria sí que supone una dificultad.

Como en la gran mayoría de los temas de actualidad y relevancia, existen muchos mitos en relación con el TDAH. Desde los que tienen que ver con que esta patología es una consecuencia de la falta de normas y educación por parte de los padres hasta las ideas más radicales en torno a los efectos que llegan a provocar los medicamentos que toman los niños con TDAH, pasando por la leyenda de que el TDAH no existe. Muchos de estos mitos se desmontan en el primer capítulo del libro.

A lo largo de esta obra se hace hincapié en la importancia de que los padres estén formados en la larga e ilusionante aventura que tienen por delante: ser padres y atender a las necesidades de sus hijos. Me llama poderosamente la atención que, en la sociedad en la que vivimos, nos exigen hacer cursos para absolutamente todo: curso de manipulación de alimentos, curso prematrimonial, curso de preparación al parto, curso para entrar a trabajar en una empresa, etc. Hay cursos para todos los gustos menos para ser padres. Como decimos habitualmente, los niños no vienen con un manual de instrucciones debajo del brazo al nacer. Y así es.

Tanto los profesores como los padres debemos estar muy atentos, nunca mejor dicho, para detectar posibles casos de déficit de atención. Como señala Begoña Aznárez, presidenta de la Sociedad Española de Medicina Psicosomática y Psicoterapia, debemos preocuparnos y pensar en consultar a un profesional siempre que el niño presente algún problema en alguno de los siguientes ámbitos:

1. Problemas en la alimentación.
2. Trastornos del sueño.
3. Dificultades en la adaptación social o inadecuado rendimiento académico del niño en el colegio o escuela infantil.
4. Somatizaciones o algún otro síntoma significativo (nerviosismo, tics, desatención).

Afortunadamente, el ser humano tiene una gran capacidad de aprendizaje y todas sus experiencias se almacenan de una manera efectiva en la corteza cerebral. Tal y como señala José Manuel García Verdugo, catedrático de Biología celular de la Universidad de Valencia, los reptiles están constantemente regenerando sus neuronas, ya que apenas tienen sitio para almacenar la información en su corteza cerebral. Esto implica que el aprendizaje a medio-largo plazo de un reptil es bastante escaso, debido a que sus neuronas mueren y han de ser sustituidas por otras nuevas que generan las células madre. En cambio, los humanos no disponemos de una neurogénesis tan prolífica como la de los reptiles, pero sí disponemos de una corteza cerebral suficientemente extensa como para almacenar los conocimientos adquiridos. Gracias a esto, tanto los padres y maestros como los propios niños encontramos un aliado perfecto para superar nuestras limitaciones y dificultades. Nuestro incalculable poder de almacenaje y superación nos ayuda a ir sorteando los diferentes obstáculos y dificultades que nos encontramos en la vida.

El presente libro trata de recopilar y exponer de manera sencilla y científica los conceptos fundamentales para la comprensión del TDAH, así como una larga lista de pautas prácticas y actividades para los familiares, maestros y profesionales que tratan con los jóvenes con TDAH. El objetivo de este libro es comprender de una manera profunda qué es el TDAH, cómo se manifiesta y qué acciones podemos llevar a cabo para trabajar diferentes funciones y procesos psicológicos que afectan a estos chicos.

El capítulo 1 comienza desarrollando toda la evolución histórica que ha sufrido el concepto de TDAH desde sus inicios hasta la actualidad, para acabar hablando de los mitos más frecuentes. En el capítulo 2 se explican de manera sencilla las estructuras cerebrales básicas para una correcta comprensión del trastorno en cuestión. Para ello, nos apoyaremos en el modelo pedagógico de los cuatro cerebros que nos permitirá comprender mejor y de manera sencilla el desarrollo y la conectividad cerebral en los niños con TDAH. En los capítulos 3 y 4, se entra de lleno a describir los aspectos más sobresalientes del TDAH, entre los cuales destacamos sus manifestaciones más frecuentes, las causas, edad de inicio, pruebas para evaluar el TDAH, el diagnóstico y el abordaje multidisciplinar de este trastorno. El capítulo 5 supone un monográfico del proceso psicológico de la atención, donde, además de definir y explicar los diferentes tipos de este proceso psicológico, se proponen múltiples ejercicios e ideas para trabajar cada tipo de atención. En el capítulo 6 se explican las funciones ejecutivas que están afectadas en los niños y adolescentes con TDAH, así como propuestas de ejercicios prácticos para trabajar las funciones ejecutivas de los jóvenes con TDAH. En los capítulos 7 y 8 se ofrecen pautas y recomendaciones para padres y maestros respectivamente a la hora de trabajar con niños con TDAH. El capítulo 9 quiere dar una especial relevancia al ámbito socio-afectivo del niño con TDAH, puesto que en muchas ocasiones es algo que se tiende a ver como no prioritario. Y, finalmente, en el capítulo 10, bajo el título de «El TDAH desde dentro» encontramos reflexiones de expertos sobre aspectos concretos del TDAH, así como el testimonio de asociaciones, familiares y afectados por este trastorno.

Además de querer que el lector acabe de leer el libro con un gran conocimiento en cuanto a todo lo que es y rodea al TDAH, también quiero proveer a los padres, maestros y profesionales de herramientas para poder hacer frente a las dificultades que presentan los jóvenes con TDAH. Espero cumplir estos dos objetivos y que el lector disfrute de la lectura tanto como lo hice yo escribiendo este libro.

CAPÍTULO 1

EVOLUCIÓN HISTÓRICA Y MITOS SOBRE EL TDAH

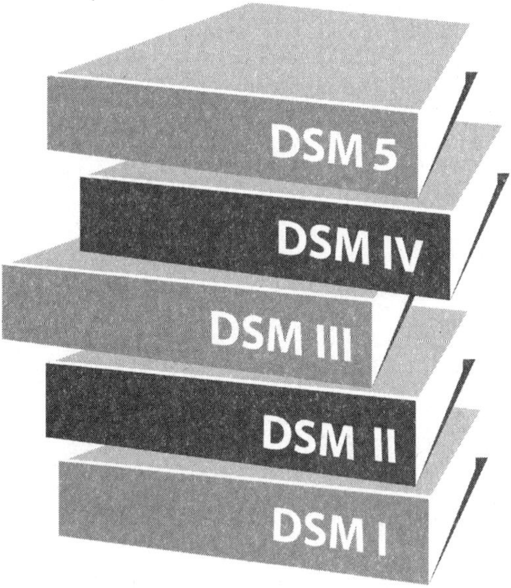

BREVE HISTORIA DEL TDAH

Aunque hoy en día el TDAH está en boca de todos y es muy frecuente oír hablar de él en los diferentes medios de comunicación y entre los especialistas, es un trastorno que tiene más historia de la que podamos imaginar. Como se verá a lo largo del presente capítulo, las alusiones a cuadros similares a lo que hoy se conoce como TDAH se remontan a hace, por lo menos, dos siglos. Claro está que no se referían a él con el nombre que utilizamos en la actualidad, aunque sí que hacían descripciones de comportamientos de niños que tenían unos síntomas muy parecidos a lo que hoy conocemos como TDAH.

Históricamente hablando, encontramos los primeros escritos sobre el TDAH en una obra del médico escocés Sir Alexander Crichton que data del año 1798. En dicha obra, que tenía por título *Una investigación sobre la naturaleza y el origen de la enajenación mental*, Crichton describía los síntomas de lo que hoy conocemos como TDAH con presentación inatenta. A esta manifestación le dio el nombre de *mental restlessness* (inquietud mental), y ponía el acento en la dificultad de los chicos que la padecían para poder prestar atención de manera correcta.

En 1845, el alemán Heinrich Hoffman, médico psiquiatra, escritor e ilustrador de cuentos, publica la obra *Der Struwwelpeter*

(Pedro Melenas), una recopilación de diez cuentos sobre diferentes problemas y patologías en la infancia. Uno de estos relatos se titula *Felipe el nervioso* y en él se describen los problemas de atención e hiperactividad de este niño. A continuación, se extrae un párrafo de esta historia:

> «Felipe, para, deja de actuar como un gusano, la mesa no es un lugar para retorcerse.» Así habla el padre a su hijo, lo dice en tono severo, no es broma. La madre frunce el ceño y mira a otro lado, sin embargo, no dice nada. Pero Phil no sigue el consejo, él hará lo que quiera a cualquier precio. Él se dobla y se tira, se mece y se ríe, aquí y allá sobre la silla, «Phil, estos retortijones, yo no los puedo aguantar».
>
> Hoffman (1845)

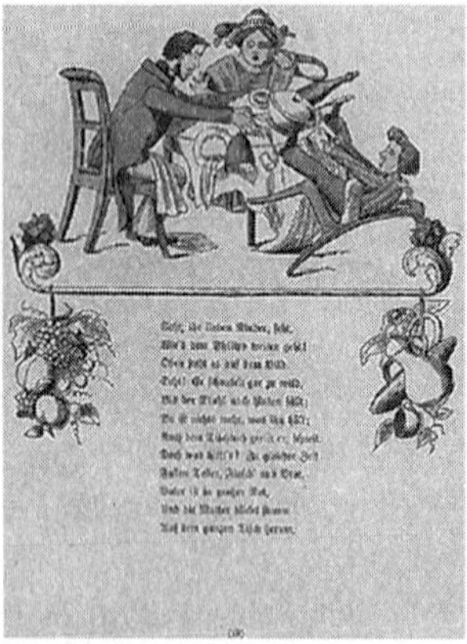

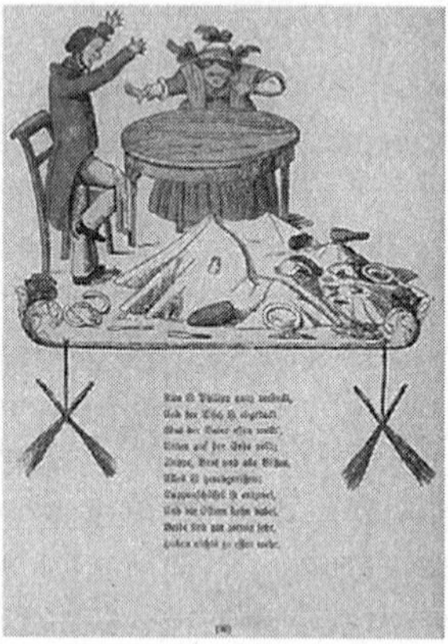

En 1899, Clouston sostenía que este trastorno de hiperexcitabilidad se debía a una disfunción en el córtex cerebral. Unos años más tarde, en 1902, George Still, médico inglés, publica un artículo en la prestigiosa revista *Lancet* donde describe a un grupo de niños con una serie de síntomas muy parecidos a lo que hoy denominamos TDAH con presentación combinada, es decir, niños con inatención, muy movidos, que no tenían en cuenta a sus compañeros, insensibles a las consecuencias de sus acciones, etc. Es la primera descripción científica sobre el TDAH. Este pediatra inglés ya anticipaba que la etiología de estos síntomas no estaba basada en la educación que recibía el niño de sus padres, sino que era un trastorno neurológico en el que la herencia jugaba un papel muy importante. Según Still, estos niños tenían dificultades para organizarse, para realizar conductas que suponían un esfuerzo voluntario, y tenían graves problemas para inhibir sus impulsos.

En 1937, el psiquiatra estadounidense Charles Bradley descubre por casualidad los efectos que tiene la administración de una anfetamina (benzedrina) a un grupo de jóvenes indisciplinados de un internado. Estos chicos manifestaban problemas de conducta y obediencia. Pocos días después, Bradley pudo comprobar que la anfetamina administrada había mejorado la conducta de los jóvenes y su rendimiento académico también mejoró considerablemente.

En los años cuarenta se comprobó que algunas sustancias y medicamentos presentaban en ocasiones reacciones paradójicas: por ejemplo, se había visto que los estimulantes tipo anfetamina, que en la población general producían inquietud y activación, hacían que los niños con hiperactividad se relajaran. En cambio, los calmantes como el fenobarbital, que en la población general provocan relajación y disminución de la ansiedad, en estos chicos tenían un efecto estimulante. Con estos hallazgos se empezó a administrar psicoestimulantes a niños con TDAH. Es concretamente en 1945 cuando se sintetiza por primera vez el metilfenidato, el principio activo de estos psicoestimulantes.

Hasta los años cincuenta se concebía que estos síntomas eran producto de un claro daño cerebral. Aun así, se vio que había niños que manifestaban esos mismos síntomas, pero no habían sufrido ningún daño cerebral evidente. Por esta razón se pensó que los síntomas de falta de atención, impulsividad, inquietud motora y problemas de memoria eran consecuencia de un daño cerebral ligero, difícilmente perceptible, o de una disfunción general. A este conjunto de síntomas de causas aún desconocidas se lo pasó a denominar «daño cerebral mínimo», para posterior mente pasar a llamarse «disfunción cerebral mínima». Con este concepto pretendían hacer ver que la causa de los síntomas tenía que ver con un daño cerebral, pero difícilmente perceptible. Este diagnóstico se convirtió en un cajón de sastre para todos los casos que no encajaban en otros diagnósticos. La comercialización del metilfenidato se produce por primera vez en 1954, con el nombre comercial de Ritalín®.

EL TDAH EN LAS CLASIFICACIONES INTERNACIONALES DE LOS TRASTORNOS MENTALES

A partir de los años cincuenta se otorga a este conjunto de síntomas el nombre de «síndrome hipercinético». En esta época aún dominan las concepciones conductistas, lo que implica que todos los trastornos y dificultades son concebidos como un problema exclusivamente de conducta y, por tanto, no se atiende a los aspectos cognitivos del niño (distracción, nerviosismo, falta de atención, problemas en la memoria, etc.). En 1952 se publica la primera edición del DSM (*Diagnostic and Statistical Manual of Mental Disorders*, traducido al castellano como *Manual diagnóstico y estadístico de los trastornos mentales*). En esta primera edición no se hace mención de este trastorno.

En el año 1968 aparece por primera vez recogido el TDAH en el DSM-II con el nombre de «trastorno hipercinético impulsivo» («hyperkinetic impulse disorder»). El psiquiatra Leon Eisenberg fue clave para que se incluyera este trastorno en el DSM-II, y colaboró activamente para que el metilfenidato se administrase a los pacientes que presentaban estos síntomas.

Es a partir de la década de los setenta cuando los aspectos cognitivos y no observables comienzan a adquirir relevancia en la concepción de esta patología. En esta década hay un creciente interés por los aspectos cognitivos, en contraposición a la etapa conductista que dominó la primera mitad del siglo XX. En este trastorno, gracias al predominio de la escuela cognitiva, se pone el acento en los procesos básicos y superiores afectados: dificultad para mantener la atención, pobre memoria operativa, baja motivación, déficit en el control de impulsos, etc. La corriente cognitiva viene a poner el acento en los procesos no observables (atención, memoria, razonamiento, emociones, etc.), aspectos que no habían sido tenidos en cuenta en la etapa conductista.

Virginia Douglas encontró en 1972 que la presentación del síndrome inatento podía ir acompañada o no de hiperactividad. Sus trabajos tuvieron gran influencia en el DSM-III (1980), que permitía distinguir entre estos dos subtipos del síndrome y ponía el foco en las dificultades de atención del niño como la parte definitoria del trastorno, siendo el problema de conducta algo accesorio o secundario. Tanto fue así que en el DSM-III, la categoría diagnóstica que aparece es el trastorno por déficit de atención (TDA). El trastorno por déficit de atención con hiperactividad (TDAH) era una subcategoría del TDA.

Sin embargo, la aparición del DSM-III-R en 1987 elimina esta distinción, quedando recogido el cuadro como trastorno por déficit de atención con hiperactividad (TDAH). En los años ochenta, además, se desarrolla una mayor conciencia del trastorno en la población general y surgen las primeras asociaciones de padres y madres de niños afectados con TDAH.

En España, el metilfenidato comienza a comercializarse en el año 1981 con el nombre comercial de Rubifén®. Uno de los aspectos positivos de este medicamento es su liberación inmediata, lo que implica que sus beneficios se aprecian en el niño al poco tiempo de que este lo tome.

En 1992, la OMS (Organización Mundial de la Salud) publica la «Clasificación internacional de enfermedades» (CIE), en su décima versión, CIE-10, donde se recoge el TDAH como una entidad diagnóstica y con el nombre de «trastorno hipercinético».

En 1994, la APA (Asociación Americana de Psiquiatría) publica el DSM-IV, donde aparece el TDAH como categoría diagnóstica dentro de los «Trastornos de inicio en la infancia, la niñez y la adolescencia». También, junto al TDAH, se encuentran el trastorno disocial y el trastorno negativista desafiante. Además del diagnóstico del TDAH, el clínico debe especificar cuál de los tres subtipos predomina en el paciente: predominantemente inatento, hiperactivo-impulsivo o combinado.

Russell Barkley, uno de los científicos y estudiosos sobre el TDAH de mayor prestigio a nivel mundial, señala que dicha patología no se limita a los síntomas de inatención, impulsividad e hiperactividad. Los niños que son diagnosticados de TDAH tienen una dificultad importante en las funciones ejecutivas, localizadas en el lóbulo frontal. Como desarrollaremos más adelante, las funciones ejecutivas son las habilidades de tipo cognitivo que nos permiten alcanzar una determinada meta. Barkley propone otra denominación alternativa al TDAH y es la de «trastorno por déficit de autorregulación» (Self-Regulation Deficit Disorder).

En mayo del 2013 aparece el DSM-5 en su versión inglesa y un año después aparece traducido al castellano. Las diferencias entre el DSM-5 y el DSM-IV no son muy significativas en cuanto al TDAH se refiere, pero se explican de una manera detallada en el capítulo dedicado al diagnóstico de este trastorno.

MITOS SOBRE EL TDAH

Como ya se ha comentado en este capítulo, el TDAH es un trastorno del cual todo el mundo habla. Parece como si estuviera de moda. Educadores, médicos, psicólogos, psiquiatras, periodistas y hasta los políticos hablan del TDAH en los últimos años.

El hecho de que sea una patología que no tiene un marcador biológico y que no se reconozca visualmente ha dado pie a una serie de mitos en relación con ella. A continuación, pasamos a comentar algunos de los más frecuentes:

> **Los niños con TDAH son inmaduros y vagos.** Respecto a la sintomatología, estos son dos de los adjetivos que reciben los niños con TDAH. Es verdad que los niños con TDAH son inmaduros, ya que se trata de un trastorno en la maduración de su cerebro. De hecho, en el DSM-5 el TDAH está encuadrado dentro de los trastornos del neurodesarrollo. Además, en la etapa adolescente, los comportamientos relativos a su esfuerzo han sido castigados por las sucesivas experiencias de fracaso y esto hace que a los chicos con TDAH les cueste más estudiar.

Mi hijo no tiene déficit de atención porque puede estar horas jugando a los videojuegos. Como todas las personas, los chicos con TDAH pueden estar mucho tiempo haciendo una tarea siempre y cuando sea realmente motivadora. Además, también es importante que la tarea tenga un refuerzo inmediato para el niño. Cuando se trata de una actividad monótona y aburrida es cuando dejan de prestar atención. Lo mismo nos ocurre a los que no tenemos TDAH, con la diferencia de que tenemos una mayor capacidad de perseverancia.

Juegan más tiempo a los videojuegos que el resto de los niños. Alberto Fernández Jaén, responsable de la Unidad de Neurología Infantil del Hospital Universitario Quirón (Madrid), ha demostrado científicamente que las actividades y el tiempo de ocio que dedican a ellas los niños con TDAH son muy similares a los del resto de los niños de su edad. Por tanto, no juegan más tiempo a los videojuegos que el resto de los chicos, como comúnmente se piensa.

El TDAH de presentación combinada es el más frecuente. El tipo de TDAH más frecuente no es el combinado, como se piensa habitualmente, sino el inatento. El problema es que en los casos de subtipo combinado se suele acudir más frecuentemente a consulta, porque este incluye síntomas conductuales y conlleva más problemas de comportamiento, mientras que el inatento es más difícil de detectar, ya que suelen ser niñas que se despistan, pero que son muy trabajadoras en los estudios. Según la proporción de casos de TDAH con presentación inatenta, este es casi dos veces más frecuente que la presentación combinada.

El TDAH desaparece en la adolescencia. El TDAH es un trastorno crónico que persiste en la edad adulta y durante toda la vida. Otra cosa bien distinta es que los síntomas de esta patología vayan cambiando en función de la edad de quien lo padece. Sabemos por los estudios longitudinales que, a partir de la adolescencia, los síntomas son más cognitivos y menos externalizantes o hiperactivos, a diferencia de la etapa de infantil y primaria.

El TDAH no existe. Existe mucha controversia en relación con la posible invención del trastorno por déficit de atención con hiperactividad. Según algunos autores, entre los que podemos destacar al catedrático de la Universidad de Oviedo, Marino Pérez Álvarez y al psicólogo Fernando García de Vinuesa, esta patología no existe como entidad diagnóstica.

CAPÍTULO 2

EL CEREBRO DE LOS NIÑOS CON TDAH

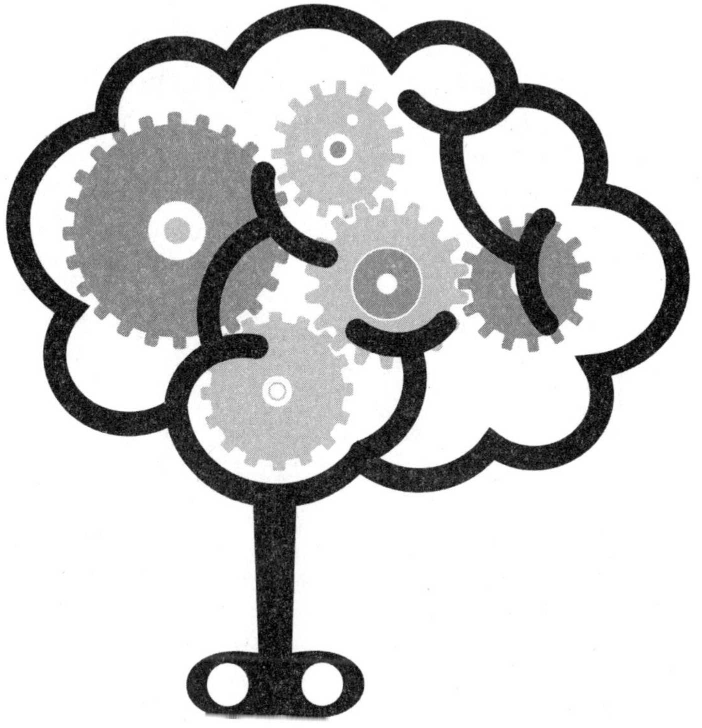

¿QUÉ ES EL CEREBRO?

El cerebro es el órgano encargado de integrar y hacer funcionar a la perfección la larga lista de conductas que hacemos. Desde actividades tan sencillas como atarnos los cordones de los zapatos o coger un lápiz hasta las más complejas, como resolver un enunciado matemático, ejecutar una coreografía o aprender un idioma nuevo. En todas ellas, el cerebro es el último responsable de que dichas conductas se ejecuten correctamente.

Es a través de la enfermedad y la patología como muchas veces los investigadores llegan a conclusiones sobre qué partes del cerebro están implicadas con determinadas funciones o acciones. Para el cometido de nuestro libro resulta interesante tener unas nociones básicas sobre cómo funciona el cerebro, para entender los mecanismos que están alterados en los niños y adolescentes con TDAH. No realizaremos un análisis en profundidad, pero sí que tenemos que partir de unos conocimientos mínimos para su correcta comprensión. Además, el TDAH es un trastorno en la maduración del cerebro, lo que implica que su desarrollo es más lento si lo comparamos con niños de la misma edad que no manifiestan dicha patología.

El cerebro humano no sobrepasa el kilo y medio de peso, lo que supone aproximadamente un 2 por ciento del peso total del cuerpo. En el momento del nacimiento, un cerebro humano pesa alrededor de 335 gramos, lo que equivale al peso del cerebro de un chimpancé adulto. Albergamos en él unos cien mil millones de neuronas, cuya función esencial es conectarse entre ellas para intercambiar información a través de los neurotransmisores. Una neurona no suele comunicarse únicamente con otra neurona (sinapsis), sino que suele hacerlo con muchas a la vez, ya que se agrupan en redes neuronales. Los neurotransmisores cerebrales son las sustancias químicas que permiten conectarse a las neuronas y hacen posible el aprendizaje, la emoción, el razonamiento, la lógica, la memoria y, cómo no, la atención.

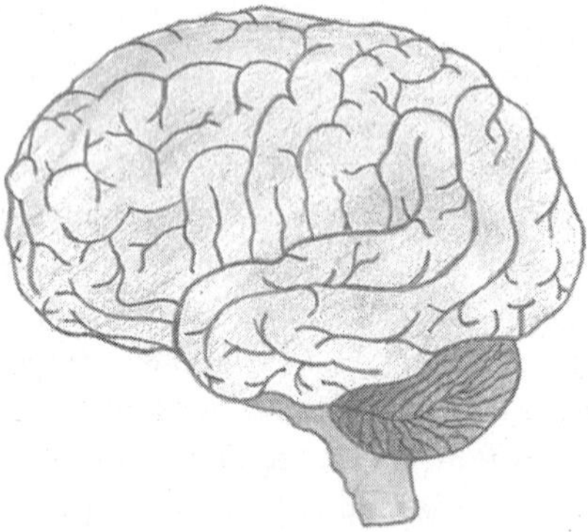

MODELO PEDAGÓGICO DE LOS CUATRO CEREBROS

Comprender cómo se desarrolla el cerebro no es una tarea sencilla debido a su gran complejidad y a la multitud de interrogantes que encierra su funcionamiento. Sabemos que la maduración del cerebro es algo que conlleva muchos años. Es fundamental que madres, padres, maestros y profesionales conozcan cómo funciona y se desarrolla el cerebro de sus hijos y alumnos con TDAH para poder comprenderlos y realizar correctas atribuciones a sus conductas. Para ello desarrollé el *Modelo pedagógico de los cuatro cerebros*. En realidad, no es un modelo explicativo del funcionamiento del cerebro de los niños y adolescentes con TDAH, pero sí que nos ayudará a comprender cómo es su cerebro. Describe de una manera sencilla y práctica cómo se desarrolla el cerebro y cómo se conectan las diferentes áreas cerebrales entre ellas. Tratar de aterrizar y simplificar algo tan complejo como es el cerebro es, sin lugar a dudas, un gran reto. Es por ello que, en ese intento de hacer más sencilla la explicación del funcionamiento y desarrollo cerebral, estoy seguro que estoy dejando fuera aspectos muy relevantes, motivo por el que acepto las limitaciones del modelo.

El modelo pedagógico de los cuatro cerebros divide el encéfalo en cuatro grandes zonas con funciones diferentes, pero complementarias entre sí. El cerebro funciona de manera holística, es decir, como un todo, motivo por el cual no debemos caer en el error de creer que sus partes funcionan de manera aislada e independiente. El cerebro es mucho más que la suma de sus partes. Como decíamos, dicho modelo divide el encéfalo en cuatro grandes zonas y se le asigna a cada una de ellas un color: rojo, verde, azul y amarillo. Cada área cerebral tiene asignada unas funciones específicas y un color. Si estas cuatro grandes zonas cerebrales no se comunican de manera efectiva y no funcionan como un todo, es probable que tenga consecuencias desadaptativas para la persona en cuestión. Esto mismo es lo que les ocurre a los menores y adultos con TDAH, algo que trataré de explicar de manera detallada gracias al modelo pedagógico de los cuatro cerebros.

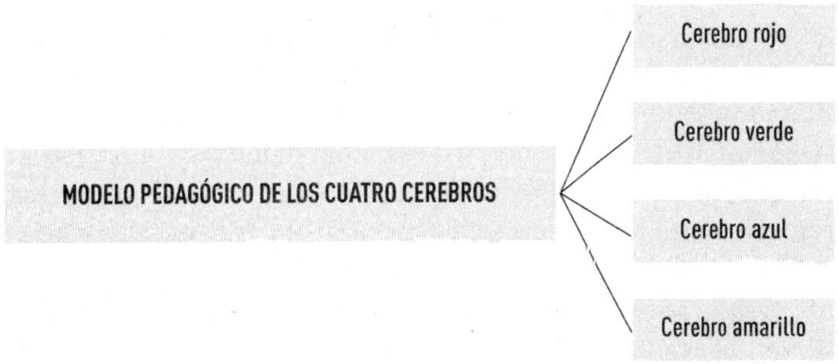

Cerebro rojo

El cerebro rojo tiene funciones relacionadas con la supervivencia. Es la capa más primitiva y antigua de nuestro encéfalo, ubicándose en el sótano del encéfalo. Las dos estructuras básicas que integran el cerebro rojo son el tronco del encéfalo y el cerebelo. Como ya hemos dicho, el cerebro rojo está marcadamente asociado a la supervivencia, ya que actúa en décimas de segundo y nos permite aumentar nuestras probabilidades de seguir con vida ante los diferentes peligros. Nos posibilita responder de manera inmediata y sin pensar. En esta parte del encéfalo no existen emociones, planificaciones ni razonamientos. No existe el pensamiento como tal, sino respuestas automáticas e instintivas. Gracias a él, salvamos en muchas ocasiones nuestra vida y la de los demás. Reaccionamos en décimas de segundo y sin que el pensamiento entre en juego, simplemente realizamos la acción.

Por ejemplo, si vamos conduciendo por la autopista y topamos con una rueda en mitad de la carretera, será nuestro cerebro de supervivencia el que dé una respuesta adaptativa ante dicho peligro. En décimas de segundo pondrá en marcha la opción más acertada para nosotros y sin pensamiento alguno. ¿Os imagináis que en ese momento nuestro cerebro tuviera que valorar las diferentes opciones, con sus ventajas e inconvenientes, para tomar una decisión? La situación de la carretera que hemos descrito requiere de decisiones inmediatas. La latencia, es decir, el tiempo que transcurre desde que vemos el obstáculo hasta que damos la respuesta, debe ser muchísimo menor de un segundo para aumentar nuestras posibilidades de sobrevivir.

El cerebro rojo se encarga de la satisfacción de necesidades básicas como la alimentación, la hidratación, el sexo, la regulación de la temperatura, la protección, la respiración, el latido cardiaco, etc. Cuando un dragón de Komodo tiene hambre, tiene su cerebro rojo activo, y directamente se dispone a buscar una presa para satisfacer su necesidad alimenticia. No es capaz de retrasar la satisfacción de sus necesidades básicas.

Como ya hemos comentado, el cerebro rojo carece de emociones, sentimientos y pensamientos, ya que es una estructura encefálica que se basa en el esquema estímulo-respuesta. Por ejemplo, cuando un grupo de cocodrilos sufre el ataque de un hipopótamo agresivo que deja a alguna cría de cocodrilo malherida, no tendrán ningún sentimiento de pena hacia ella. Es una estructura encefálica puramente mecánica. Gracias al cerebro de supervivencia, somos capaces de realizar acciones sin pensar, ya que es un cerebro automático, inconsciente y no pensante. Es el cerebro de los instintos y de la supervivencia, motivo por el cual se ponen en marcha tres posibles reacciones que los británicos llaman las tres «F»: *flight, fight or freeze*. Ante una situación de peligro o emergencia, podemos reaccionar de tres maneras diferentes: huir (*flight*), luchar (*fight*) o quedarse paralizado (*freeze*). Imaginemos que vamos una noche dando una vuelta por la calle con nuestra pareja y de repente, un amigo que nos ha visto a lo lejos decide darnos un susto al pasar una esquina. En función de nuestra personalidad, nuestra historia y de la situación reaccionaremos inconsciente y automáticamente de una manera u otra. Lo que está claro es que, independientemente de nuestra respuesta, nuestro corazón latirá bastante más rápido y fuerte de lo normal, ya que se está preparando para realizar alguna acción (huir o luchar).

Sobre la base del cerebro rojo, y a lo largo de la evolución, se fue desarrollando el cerebro verde, un conjunto de estructuras cerebrales que serán de gran relevancia para los mamíferos. Dicha estructura va a permitir la expresión de las emociones y los aprendizajes básicos entre otras muchas características que veremos a continuación.

Cerebro verde

El cerebro verde, también llamado sistema límbico, es un conjunto de estructuras que se desarrollan sobre el cerebro rojo y tienen un alto grado de implicación en las emociones, la memoria y los aprendizajes básicos. También se lo conoce con el nombre de cerebro emocional.

La etimología de la palabra emoción (del latín *emovere*) ya nos indica movimiento o impulso en una dirección concreta. Las emociones nos permiten acercarnos hacia lo positivo y defendernos o alejarnos de lo negativo, con lo que aumentan nuestras probabilidades de supervivencia. Por ejemplo, cuando nos dan una buena noticia, la emoción resultante es la alegría. Dicha emoción nos invita a compartir con nuestros familiares este acontecimiento positivo. En cambio, el miedo que un niño tiene hacia los perros le lleva a evitarlos cada vez que ve uno.

Como explica el neurobiólogo Ignacio Morgado, catedrático de Psicobiología del Instituto de Neurociencia de la Universidad Autónoma de Barcelona, el cerebro emocional aparece hace, aproximadamente, ciento ochenta millones de años y tiene una estrecha relación con el apego. Los animales no mamíferos, como son los tiburones, las ranas, las serpientes y las hormigas, no disponen de este cerebro emocional, y, por tanto, no tienen apego ni experimentan emociones. El apego es la relación que se establece entre la cría y sus progenitores, especialmente la hembra, una relación que aumenta las probabilidades de supervivencia de la cría.

El cerebro emocional es característico de los mamíferos, aunque los mamíferos superiores, como elefantes, felinos, delfines y primates, tenemos un cerebro verde más desarrollado que el resto de estos vertebrados. En él se encuentran los aprendizajes básicos que adquirimos, como es el aprendizaje asociativo y el basado en consecuencias. También se desarrollan en el cerebro verde las emociones (alegría, miedo, tristeza, rabia, etcétera). Un ejemplo que demuestra la expresión de las emociones en los mamíferos lo encontramos en cómo los elefantes afrontan la muerte de un miembro de su manada. Todos los componentes del grupo estarán junto al cuerpo del elefante fallecido durante unos días, «llorando» su muerte y atravesando su propio duelo.

La manera de proceder del cerebro emocional es completamente involuntaria, ya que no somos conscientes ni podemos impedir que determinadas emociones surjan. Lo que sí que podemos controlar es la conducta asociada a esa emoción. Por ejemplo, cuando vemos una situación que nos parece injusta o las cosas no nos salen como a nosotros nos gustaría, la emoción resultante en nuestro sistema límbico es la rabia o ira. El hecho de que la rabia aparezca en ese momento es incontrolable, no podemos hacer nada para evitarlo. Lo que sí que podemos controlar, gracias a otra parte del cerebro que veremos más adelante y que es más evolucionada y reciente en el tiempo, es la conducta asociada a dicha emoción. Por lo tanto, podemos controlar la conducta asociada a la emoción, pero no la emoción en sí. Como explica Rafael Bisquerra, catedrático y director del posgrado de educación emocional y bienestar de la Universidad de Barcelona, las emociones llegan irremediablemente a nosotros.

Los niños con TDAH suelen tener muchas dificultades para controlar su cerebro emocional y, por tanto, sus reacciones emocionales. Ahora bien, esta dificultad no se debe a su cerebro verde, sino a su cerebro amarillo, una zona muy relevante para los seres humanos que desarrollaremos más adelante. Sabemos que los niños y los adolescentes con TDAH suelen ser muy impulsivos y directos en la expresión de sus emociones, y, a veces, les puede jugar malas pasadas en el contexto académico, social y familiar.

Veamos un ejemplo. Paco es un alumno de secundaria que tiene déficit de atención e hiperactividad. En las clases se suele mostrar activo, y cuando el profesor plantea una pregunta levanta la mano para contestar de manera muy impulsiva. Sus compañeros de clase se quejan mucho de Paco por este motivo. Uno de los problemas que comporta el TDAH lleva a Paco a no regular bien sus impulsos y emociones. Como consecuencia es muy entusiasta con sus compañeros, y esto les lleva a quejarse de él. El motivo por el que Paco se muestra tan impulsivo y activo en clase es que no existe una buena coordinación entre su sistema límbico y la corteza cerebral. No es capaz de controlar o inhibir sus impulsos y emociones.

Cerebro azul

El cerebro azul se ubica en el neocórtex o neocorteza, la capa más externa y moderna de nuestro encéfalo. Se encarga de la parte pensante y del almacenamiento de la información. Surge hace unos sesenta millones de años, con la aparición de los primeros primates. Anatómicamente hablando, el cerebro azul se encuentra en los dos tercios posteriores de la neocorteza. A pesar del nombre que recibe y de que en esta parte del cerebro se encuentren las ideas, los pensamientos y las relaciones entre ellos, podemos decir que no somos conscientes de un gran porcentaje de lo que pensamos. Solo somos conscientes de un 10-15 por ciento de todo lo que nos pasa por la cabeza. ¿Nos podemos llegar a imaginar lo estresante que sería nuestra vida si fuéramos conscientes de todo lo que pensamos en cada momento? Sería un verdadero caos.

Vamos a imaginar por un instante que estamos sentados en una silla frente a nuestro ordenador portátil. ¿Creéis que si notamos algo que nos pincha en el trasero, no nos levantaríamos para quitarlo? Si tuviéramos frío, ¿nos pondríamos una sudadera o una manta por encima? Y si oímos un ruido detrás de nosotros, ¿nos daríamos la vuelta? Todas estas cosas que hemos descrito se podrían dar en un lapso de unos pocos segundos, y la gran mayoría de ellas, por no decir todas, las realizaríamos sin ser conscientes de la decisión que hemos tomado y de que lo estamos haciendo. Si tuviéramos que analizar cada una de estas situaciones y valorar los pros y contras de cada una de las múltiples opciones, nos volveríamos locos.

El córtex cerebral del ser humano está dividido en dos hemisferios y cuatro lóbulos cerebrales que describimos de manera breve:

> **Lóbulo occipital.** Una de las funciones más importantes de este lóbulo es el análisis de la información visual. Por ejemplo, cuando vemos un objeto sobre una mesa, los ojos son el órgano sensorial encargado de recoger la información sobre las características de dicho objeto (color, altura, ancho, si está en movimiento o no, si es afilado, tamaño, localización espacial, etc.), mientras que nuestro lóbulo occipital tendría la tarea de *reconocer* dicho objeto.

> **Lóbulo temporal.** Aquí están localizados los grandes centros de la audición y el olfato. Además, en el lóbulo temporal izquierdo está el área de Wernicke, que tiene relación con la comprensión del lenguaje. A lo largo de la corteza del lóbulo temporal están ubicados diferentes centros del pensamiento.

Lóbulo parietal. Es el centro encargado de procesar las sensaciones de tacto, presión, temperatura y dolor. También es el centro del cálculo matemático. Por ejemplo, cuando vamos al supermercado a comprar cuatro o cinco cosas que nos hacen falta para la cena de esta noche y vamos calculando lo que nos vamos a gastar, tenemos activado nuestro lóbulo parietal.

Lóbulo frontal. Este lóbulo está localizado en la parte frontal de la cabeza y es el más moderno filogenéticamente hablando. Está íntimamente relacionado con las funciones ejecutivas y hace al ser humano diferente de otras especies animales. Todos los mamíferos tenemos lóbulo frontal y corteza prefrontal, pero solo el *homo sapiens sapiens* tiene funciones ejecutivas en el lóbulo frontal. La principal función del lóbulo frontal en el humano es el desarrollo y coordinación de las funciones ejecutivas.

Cerebro amarillo

En el cerebro amarillo se encuentran las funciones ejecutivas que son las que nos permiten concentrarnos, controlar nuestros impulsos, planificarnos, tomar decisiones, autorregularnos emocionalmente, etc. Gracias a las funciones ejecutivas, el *homo sapiens sapiens* puede realizar algunas acciones, operaciones y pensamientos de los que otros animales no son capaces. Si decíamos que el cerebro azul ocupa las dos terceras partes del neocórtex, el cerebro amarillo ocupa el tercio frontal, justo detrás de nuestra frente.

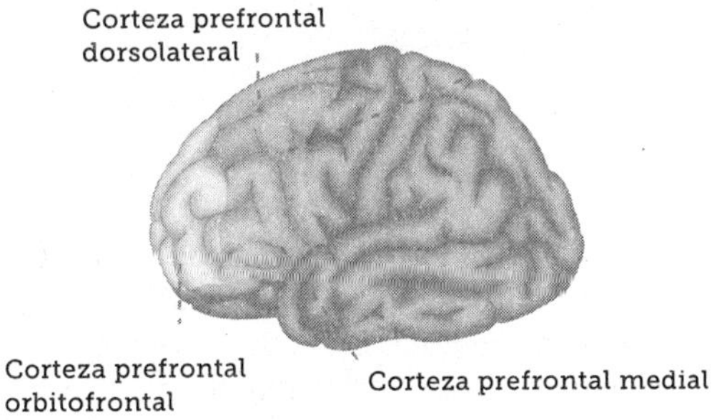

Podríamos decir que el cerebro amarillo es la parte del encéfalo más puramente humana. Decíamos que el cerebro rojo y verde son áreas cerebrales que se caracterizan por ser automáticas, involuntarias, inconscientes y reactivas. Sin embargo, el cerebro amarillo tiene una serie de características que se diferencian de los otros cerebros. Así, podemos destacar las siguientes cinco características del cerebro amarillo:

- **Voluntario:** cada vez que activamos el cerebro amarillo lo hacemos gracias a nuestra voluntad y motivación.
- **Consciencia:** todos aquellos pensamientos y emociones de los que somos conscientes se ubican en la corteza prefrontal.
- **Perseverancia:** el cerebro donde se localiza la capacidad de sacrificio y esfuerzo es el amarillo.
- **Aprendido:** al igual que el cerebro rojo viene «de serie» ya que es innato, el cerebro amarillo es un cerebro que se aprende y desarrolla tanto en el contexto familiar como en la escuela.
- **Orientado al futuro:** las diferentes funciones ejecutivas que se ponen en marcha (concentración, planificación, control de impulsos, memoria operativa, etc.) tienen un objetivo concreto establecido en el futuro.

Hace varios años que Elkhonon Goldberg desarrolló la *metáfora del director de orquesta* para explicar que todas las partes del encéfalo son importantes. Al igual que en una orquesta todos y cada uno de los miembros de la misma tienen una función imprescindible e insustituible, en el cerebro cada área tiene una función concreta. No podemos decir que el director de la orquesta sea más importante que cualquiera de sus músicos, sino que todos son necesarios, pero no suficientes para que la orquesta funcione y suene bien. En el caso de los niños y adolescentes con TDAH, como dicho trastorno se debe a una inmadurez de la corteza prefrontal, los problemas que tendrán estos jóvenes se verán reflejados en la incapacidad para que el director de orquesta coordine adecuadamente a los músicos de una manera suficientemente buena. Es como si en el TDAH, el director de orquesta fuera más inmaduro e inexperto de lo que correspondería por edad. Por este motivo, al tener este director de orquesta, aparecen los diferentes síntomas que veremos con más detalle en el siguiente capítulo.

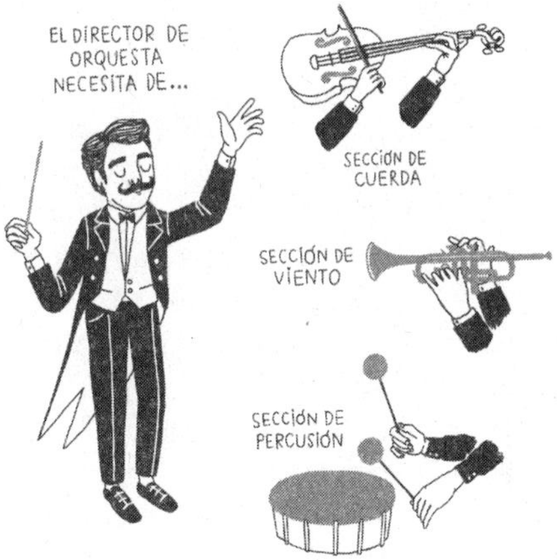

¿CÓMO ES EL CEREBRO DE UN NIÑO CON TDAH?

Si comparamos un cerebro de un niño con TDAH con uno de un chico sin esta patología, podemos observar que hay diferencias tanto en lo estructural como en lo funcional, es decir, tanto en la forma anatómica del cerebro como en el funcionamiento de sus partes. Los primeros estudios que demuestran que hay diferencias de volumen cerebral entre los niños con TDAH y los que no tienen esta dificultad son los de Xavier Castellanos.

El cerebro de una persona con déficit de atención es diferente al de una persona sin esta problemática. En cuanto al tamaño, suelen ser cerebros más pequeños en comparación con los de otros niños de la misma edad, es decir, con un menor volumen. Esto no quiere decir que sea un cerebro anormal o patológico, sino que es diferente. Para entender esto mejor, veamos un ejemplo. A través de diferentes pruebas de neuroimagen, se ha visto que existen diferencias anatómicas y de funcionamiento entre el cerebro de un hombre y el de una mujer. Y ¿esto quiere decir que uno sea mejor que otro? No, simplemente que son diferentes, y cada uno tiene su potencial.

Los estudios de Philip Shaw, investigador de la rama de psiquiatría infantil del U. S. National Institute of Mental Health (NIMH), del año 2009 han demostrado que el lóbulo frontal, y en concreto la corteza prefrontal, se desarrollan de una manera más lenta en el caso de los niños con TDAH. Encuentran una inmadurez de tres años aproximadamente en la corteza prefrontal. Por ejemplo, un niño de nueve años tendría un nivel de maduración de uno de seis. Dicha corteza es la encargada de la concentración, memoria operativa, organización, etc. Los niños con TDAH también tienen un lóbulo temporal más inmaduro que los chicos que no tienen esta dificultad. El tamaño del cerebelo suele ser más pequeño en estos niños. Se ha comprobado también que la conexión entre el sistema límbico y la corteza prefrontal en los niños con TDAH no funciona de una manera óptima, lo que hace que suelan tener dificultades con la expresión e inhibición de sus emociones e impulsos.

Como conclusión, se ha comprobado en varios estudios que el desarrollo global del cerebro es menor en los niños con TDAH si los comparamos con otros sin TDAH, y que hay una disfunción de la corteza prefrontal. Hay estudios que demuestran una inmadurez de los lóbulos temporal, frontal y parietal. Para quien quiera profundizar en los estudios que ha hecho Katya Rubia, del Instituto de Psiquiatría del King's College de Londres, empleando técnicas de resonancia magnética funcional con niños con TDAH, en la bibliografía aparecen algunos escritos que pueden resultar interesantes.

A mi modo de ver, resulta muy importante que el niño con TDAH sepa cómo funciona y se desarrolla el cerebro. Para ello suelo utilizar, tanto para él como para los padres, un símil que extraigo del libro del psiquiatra Daniel Siegel El cerebro del niño. Me ayudo de mi mano para explicarles las diferentes partes del cerebro, así como la relación entre ellas. De esta manera, la muñeca de la mano representa la médula espinal, la palma de la mano simboliza el tronco encefálico y el cerebelo (cerebro rojo), el dedo gordo representa el sistema límbico (cerebro verde) y los restantes cuatro dedos representan el córtex. Las falanges superiores de los dedos anular y corazón simbolizan la corteza prefrontal (cerebro amarillo), que al cerrar la mano está en todo momento en contacto con el resto de las estructuras cerebrales. De esta manera sencilla y didáctica conseguimos que tanto los niños como sus familiares entiendan las partes básicas del cerebro, así como la relación existente entre ellas.

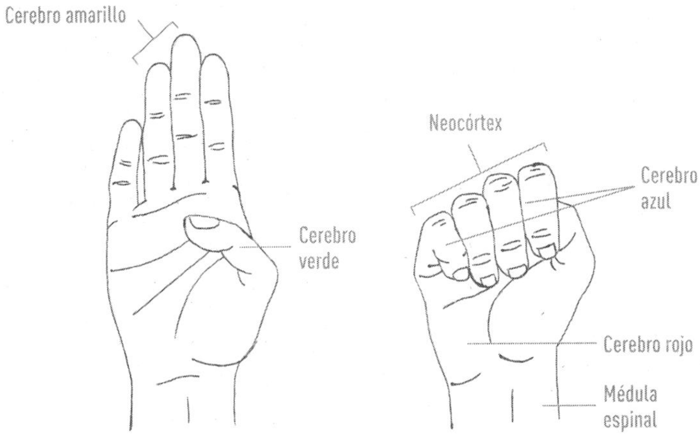

NEUROTRANSMISORES IMPLICADOS EN EL TDAH

Podemos definir un neurotransmisor como una molécula química cuya función principal es transmitir información de una neurona a otra u otras neuronas. Este proceso de conexión química entre neuronas se conoce con el nombre de sinapsis.

Las neuronas tienen cuatro partes básicas:

1. Soma o cuerpo de la neurona.
2. Dendritas.
3. Axón: a través del cual pasan los impulsos eléctricos en dirección a los botones sinápticos.

4. Botones sinápticos: los botones sinápticos de la neurona en cuestión establecen sinapsis con los botones sinápticos de otras neuronas.

Los dos neurotransmisores que mayor relación tienen con el trastorno por déficit de atención con hiperactividad, según la gran mayoría de los estudios, son la dopamina y la noradrenalina. Estos dos neurotransmisores pertenecen al grupo de las catecolaminas. En los casos de TDAH existe una hipofunción catecolaminérgica, es decir, la liberación de dopamina y noradrenalina en el cerebro de estos niños se da por debajo de lo normal. La toma de medicación en los chicos con TDAH busca regular los niveles de neurotransmisores catecolaminérgicos que se encuentran por debajo de lo normal.

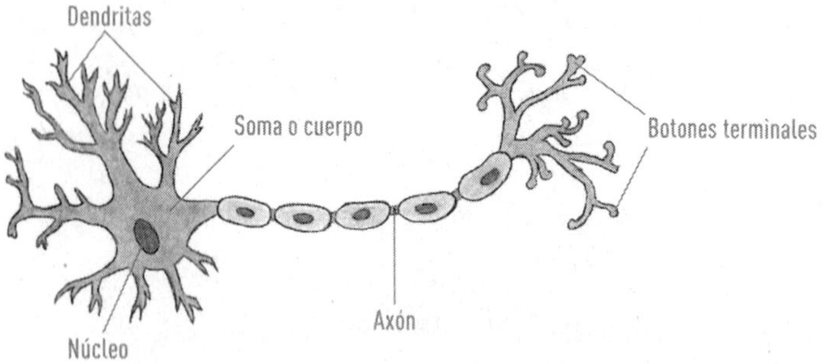

CAPÍTULO 3

ENTRANDO EN MATERIA: ¿QUÉ ES EL TDAH?

ASPECTOS INTRODUCTORIOS DEL TDAH

El trastorno por déficit de atención con hiperactividad es una patología compleja que implica una serie de síntomas y dificultades que afectan al niño en sus diferentes ámbitos: académico, familiar, emocional, social y conductual. Como bien señala Francisco Xavier Castellanos, psiquiatra y especialista científico a nivel mundial sobre el TDAH, una de las características que tienen en común los TDAH es su gran variedad. Aunque algunos síntomas o manifestaciones pueden ser comunes, no existen dos TDAH iguales, como ocurre con otras patologías y enfermedades.

Este trastorno está encuadrado en el DSM-5 como un «trastorno del neurodesarrollo» o también llamado «trastorno del desarrollo neurológico». El DSM-5, como ya comentamos en el primer capítulo, es el *Manual diagnóstico y estadístico de los trastornos mentales* que edita la APA (Asociación Americana de Psiquiatría) para la clasificación de las diferentes patologías psiquiátricas.

A lo largo de los últimos años, la categoría diagnóstica del TDAH ha sido utilizada, desgraciadamente, como un cajón de sastre. Muchos niños que manifiestan síntomas de inatención en clase o inquietud en casa son rápidamente etiquetados como hiperactivos, sin haber realizado una evaluación ni haber tenido en cuenta las causas que provocan dicha manifestación. En otros casos, algunos niños que sufren de hipoacusia o déficit de visión también han sido diagnosticados de TDAH, ya que no se ha realizado una buena evaluación del pequeño. Muchas veces se soluciona la dificultad del niño haciéndole pruebas auditivas o visuales. Por lo tanto, nos encontramos con una situación en la que existe un evidente sobrediagnóstico del trastorno, así como una evaluación deficitaria e insuficiente por parte de algunos profesionales.

El TDAH es un trastorno crónico, es decir, para toda la vida, aunque en función de la edad del paciente y las demandas del ambiente, prevalecerán unos síntomas sobre otros. Dicha manifestación de síntomas también dependerá de la implicación y reducación del paciente y su familia. Podemos equiparar el TDAH a otras patologías crónicas como son la diabetes o el asma. Son dificultades que permanecen para siempre, aunque se ven significativamente influidas por el modo en que llevemos a cabo el tratamiento.

La experta en TDAH Isabel Orjales, profesora del Departamento de Psicología Evolutiva y de la Educación de la UNED y directora del Child Institute, explica que dicho trastorno tiene un *efecto bola de nieve*. Esto quiere decir que si no se controlan o trabajan algunos aspectos del entorno del niño, es decir, los diferentes ámbitos de los que hablábamos antes, dichos efectos perjudiciales influirán en el resto de las esferas.

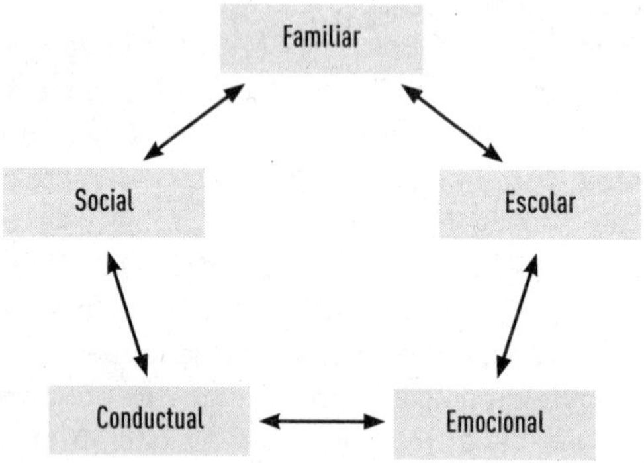

Unos ámbitos influyen en otros, ya que están relacionados. De esta manera, en el caso de un niño que manifieste síntomas de inatención en clase y con el que no se tomen determinadas medidas en el entorno escolar, esta inatención acabará influyendo en otros aspectos de su vida. Por ejemplo, desembocará en conflictos con sus padres en casa, ya que no habrá apuntado en su agenda los deberes para el día siguiente ni los exámenes de las próximas semanas. A su vez, este clima tenso en casa hará que en el plano afectivo el niño se sienta desanimado y triste, lo que influirá en su autoestima. Con lo cual, todo forma parte de una espiral.

El TDAH tiene tres síntomas nucleares o componentes básicos:

- **Déficit de atención:** dificultad para prestar atención a los estímulos relevantes del ambiente e inhibir los estímulos que son irrelevantes en un momento determinado.
- **Hiperactividad:** necesidad de estar en continuo movimiento e imposibilidad de controlar dicha conducta hiperactiva. El exceso de movimiento que tienen es una manera de autorregularse de forma no consciente.
- **Impulsividad:** el niño con TDAH se puede mostrar impulsivo tanto a la hora de pensar (impulsividad cognitiva) como de hacer las cosas (impulsividad conductual).

Estos son los tres síntomas básicos del trastorno por déficit de atención con hiperactividad, lo que no quiere decir que todos los niños y adolescentes los manifiesten de igual manera y en la misma proporción. Incluso, algunos afectados por TDAH no muestren alguno de estos síntomas. El hecho de que sean los tres síntomas básicos de este trastorno no quiere decir que todos los niños y adolescentes con TDAH los manifiesten. Como veremos más adelante, existen tres presentaciones o subtipos que se basan en el predominio de unos u otros síntomas básicos de esta patología.

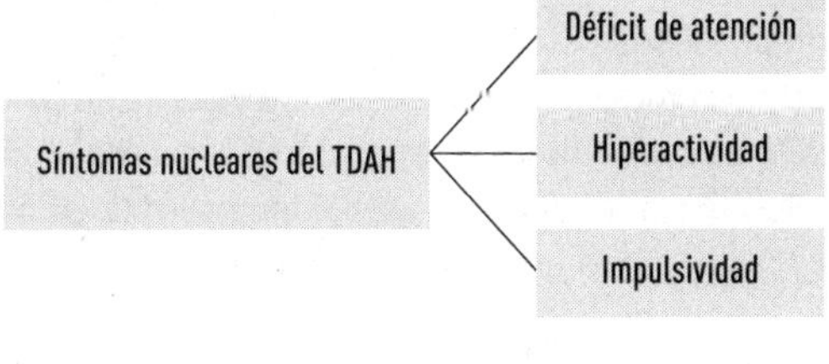

El TDAH es una alteración estructural, funcional y de conectividad entre las diferentes zonas cerebrales. José Ramón Gamo, director de CADE (Centro de Atención a la Diversidad Educativa), señala que los niños con TDAH viven en el *presente continuo*, en el aquí y el ahora. Tienen dificultades para actuar en función de las consecuencias del pasado, y, además, tienen problemas para planificar y anticipar el futuro. Establece un paralelismo entre el cerebro de los niños con TDAH y el funcionamiento de las nuevas tecnologías. Para él, estos niños tienen una dificultad en los ámbitos hardware, software y wifi:

- **Hardware:** en el plano anatómico, los niños con TDAH tienen una maduración del neocórtex, y en concreto de la corteza prefrontal, un 30 por ciento menor de lo que correspondería por su edad cronológica. A través de estudios con resonancia magnética funcional se ha comprobado que la materia gris del cerebro no es tan gruesa como en el resto de los niños.
- **Software:** los sistemas operativos o programas de la corteza cerebral (concentración, inhibición, autorregulación emocional, perseverancia, etc.) rinden un 30 por ciento por debajo de lo que correspondería a la edad del niño.
- **Wifi:** en el caso de las personas con TDAH, el neurotransmisor dopaminérgico (dopamina) se libera en el cerebro de manera atípica, ya que un exceso y un defecto provocan el mismo efecto. Ambas situaciones son reguladas por la medicación.

CARACTERÍSTICAS COGNITIVAS Y CONDUCTUALES DE LOS NIÑOS CON TDAH

El abanico de procesos psicológicos y tareas en los que los niños con TDAH pueden tener dificultades en su vida cotidiana es bastante amplio. Estas dificultades dependerán de la edad de la persona, ya que los obstáculos no son los mismos en la etapa infantil (inquietud motora), en la adolescencia (actividades que suponen riesgos para la persona y para los demás) o en el adulto (problemas de pareja y/o laborales).

En líneas generales, podemos decir que en aquellas tareas que tienen que ver con las funciones ejecutivas, las mujeres suelen obtener resultados mejores que los varones, ya que suelen tener un desarrollo cerebral más maduro. A modo de resumen, se presenta un listado de procesos cognitivos y tareas conductuales en los que los niños y adolescentes con TDAH pueden tener dificultades a lo largo de su vida:

Concentración

Es la capacidad que tenemos los seres humanos para centrar nuestros esfuerzos cognitivos en una tarea. Cuando el estímulo o actividad nos parece atractivo y motivante, nos resulta más sencillo atender durante muchos minutos e incluso durante horas. Pero, por el contrario, cuando la tarea a realizar es aburrida, exigente y monótona, es relativamente sencillo que perdamos la concentración a los pocos minutos de iniciarla. Estamos programados genéticamente para prestar atención a aquellos estímulos que nos resultan atractivos y que son relevantes para nuestra supervivencia. El hecho de que el estímulo que veamos u oigamos sea motivante es algo muy intrínseco y personal, ya que cada uno tenemos nuestras motivaciones y preferencias. Por lo tanto, la atención tiene que ver con procesos de supervivencia, mientras que la concentración es una función ejecutiva que exige consciencia, voluntariedad y perseverancia. Podríamos decir que la atención es innata, mientras que la concentración es aprendida.

Planificación y organización de tareas

Los niños con TDAH tienen dificultades en el establecimiento de metas conscientes a corto, medio y largo plazo. Son niños que viven en el presente y por eso les cuesta mucho hacer predicciones sobre el futuro o bien planificar alguna tarea que no sea del momento presente. Esta dificultad les causa muchos problemas, sobre todo en el entorno escolar, donde se exige una gran capacidad de planificación, especialmente a partir de la etapa de secundaria. Por ello es muy importante que tanto los padres como los profesores les ayuden a establecer metas a corto plazo, y también que lleven un buen seguimiento del niño para confirmar que los objetivos se están cumpliendo.

Autocontrol: inhibición de pensamientos y conductas

Los niños con TDAH tienen grandes dificultades para regularse a sí mismos emocional y conductualmente hablando. Por ejemplo, les cuesta mucho esperar el turno de palabra, esperar en una fila, administrar la paga semanal, etc. Suelen tener una menor activación de los centros inhibitorios, lo que les hace actuar de modo más impulsivo, tanto cognitiva como conductualmente. En el colegio es muy común que lean la primera frase del enunciado y no terminen de leerla entera, lo que les causa dificultades a la hora de hacer correctamente los ejercicios.

El motivo de esto es un déficit en la conexión entre el sistema límbico (cerebro verde) y la corteza prefrontal (cerebro amarillo). Para que nos hagamos una idea de cómo funciona el cerebro de un hiperactivo en este aspecto, no tenemos más que pensar en situaciones cotidianas en las que la inhibición no funciona correctamente. Por ejemplo, cuando una persona está bajo los efectos del alcohol o rabiosa por algo, el control ejecutivo no funciona como debería. Todo lo que pensamos lo decimos sin que pase por el filtro de la corteza prefrontal (cerebro amarillo).

Al autocontrol también se lo conoce popularmente como la fuerza de voluntad y, de una manera más técnica, como locus de control interno. En un primer momento, cuando los niños son aún pequeños, el locus de control debe ser externo, ya que es el adulto (padres o profesores) el que se encarga de dirigir y encauzar la conducta de los más pequeños hacia determinados objetivos y fines. Hablamos aquí de heterorregular la conducta. A medida que estas destrezas se van interiorizando, se va desarrollando un locus de control interno, algo que posibilita al niño manejar y controlar sus propios comportamientos y emociones (autorregulación).

Memoria operativa

La memoria operativa es un tipo de memoria que nos permite guardar información durante unos segundos para realizar algún tipo de operación. Este tipo de memoria, también llamada memoria de trabajo, se diferencia de la memoria a corto plazo (MCP) en que esta última sirve solo para almacenar datos, mientras que la memoria operativa utiliza esos datos para realizar una operación mental. Estaríamos utilizando nuestra memoria a corto plazo si tratamos de retener una matrícula de un coche. En cambio, realizar el cálculo matemático de 4+2-3+7-1 supone una activación y uso de nuestra memoria operativa, ya que debemos guardar la información, realizar una operación y dar un resultado final.

Los niños con TDAH suelen tener grandes dificultades en la correcta utilización de su memoria operativa. Suelen ser muy olvidadizos y tienen una capacidad de memoria de trabajo muy baja y débil, entre otras cosas debido a su constante cambio de foco atencional.

Reconocimiento e identificación de emociones

Los chicos con TDAH suelen tener dificultades en el reconocimiento de las emociones, tanto las suyas como las de las personas con las que se relacionan. A veces les cuesta diferenciar una emoción de otra, lo cual les lleva a malinterpretar ideas o emociones de los demás. Es relativamente frecuente ver como niños con TDAH sufren explosiones de rabia o bien sentimientos de tristeza sin que tengan una explicación clara de lo que les pasa y por qué les pasa. En ocasiones pueden llegar a mostrarse agresivos, sobre todo en el TDAH con presentación impulsiva, siendo esto un síntoma de que el pequeño está sufriendo y no es capaz de hacerse con las riendas de su vida.

Por ello, suele ser muy efectivo desarrollar la inteligencia emocional de estos niños, con el objetivo de que sean conscientes y aprendan aspectos tan importantes como las emociones básicas que existen, el reconocimiento de esas emociones en uno mismo y en los demás, conocer las sensaciones físicas que genera cada una de las emociones, etcétera.

Control interno del tiempo

Las personas tenemos un reloj biológico que nos hace saber aproximadamente la hora que es y que también nos permite calcular el tiempo que podemos invertir en realizar una tarea. En cambio, los niños con TDAH no tienen un manejo adecuado del tiempo. Suelen subestimar lo que van a tardar en hacer una tarea. Cuando llegan a casa con los deberes, se piensan que en diez minutos los van a terminar. Por eso quieren dejarlo todo para el final de la tarde, porque creen que en pocos minutos lo tendrán acabado.

Tampoco tienen una noción aproximada del momento del día en el que están o del día de la semana que es. Recuerdo una vez que tuve una entrevista con un adolescente con TDAH en el colegio. Eran sobre las cuatro de la tarde y hacía más de dos horas que habíamos comido. Mi alumno me preguntó si habíamos comido o no. No tenía una noción temporal adecuada.

Automonitorización

Este concepto se refiere al lenguaje interno y los pensamientos que tenemos sobre lo que estamos haciendo y cómo lo estamos haciendo. Es el ser conscientes de algo al realizar un ejercicio de introspección con un componente evaluativo. Por ejemplo, a medida que estamos haciendo una receta de cocina, vamos evaluando nuestro propio trabajo (si la carne está cruda, si es hora de meterla en el horno, si le falta sal, etcétera).

En el caso de los TDAH, esta función se ve bastante disminuida, ya que no hay una autoconciencia ni autoevaluación a tiempo real sobre lo que están haciendo. A veces, los niños con TDAH aparecen con los zapatos al revés, como consecuencia de su deficitario sistema de automonitorización, ya que mientras se los ponen, no están atendiendo a su ejecución y al resultado final. No lo revisan y hacen la conducta de una manera inconsciente y automática.

Perseverancia y capacidad de esfuerzo

Habitualmente, las personas nos sentimos más o menos motivadas por diferentes proyectos. Algunos objetivos son más a corto plazo, por ejemplo, salir a correr esta misma tarde, y otros más a largo plazo, como puede ser hacer un curso de cocina o estudiar una carrera. Objetivos tan exigentes como realizar una tesis doctoral podrían suponer un esfuerzo y un sufrimiento muy grande para las personas con TDAH. El hecho de que sean propósitos tan a largo plazo y con pocas gratificaciones inmediatas, pueden suponer un gran escollo para ellos. Como ya hemos expuesto, los niños y adolescentes con TDAH necesitan de gratificaciones inmediatas.

A los niños diagnosticados de TDAH no solo les cuesta plantearse objetivos, como ya hemos visto, sino también ser persistentes en la consecución de los mismos. Esto tiene que ver con el cerebro amarillo (corteza prefrontal). Suelen empezar las tareas con mucho ánimo y determinación, pero enseguida se desaniman cuando el trabajo les resulta monótono y tedioso. Por ejemplo, es bastante frecuente ver pasar a los niños con TDAH por un gran número de actividades extraescolares. Empiezan en fútbol muy motivados, y cuando ya llevan unas semanas se quieren cambiar a baloncesto. Necesitan de actividades novedosas y motivantes para alcanzar un grado de implicación y concentración suficiente.

Automotivación

El motor que impulsa nuestras vidas es la motivación. Tendemos a aproximarnos hacia aquellos estímulos, personas y situaciones que nos agradan y nos alejamos y evitamos todo lo que nos resulta desagradable. Todos tenemos una parte de motivación extrínseca y otra intrínseca.

La motivación de los chicos con TDAH es esencialmente extrínseca, ya que apenas tienen control interno. La gran mayoría de las veces se comportan de una manera concreta en función de las recompensas que tiene la conducta que llevan a cabo (cerebro rojo y verde) y no tanto por motivaciones internas (cerebro amarillo). Por ello es muy importante que los adultos que estamos alrededor de los niños, y más si tienen alguna dificultad, como en el caso del TDAH, sepamos motivarles con tareas y actividades que les resulten novedosos y atractivos. En muchas ocasiones no es tan importante la tarea a realizar, sino la manera que tenemos de presentarlo. Esto va a hacer que un niño con TDAH empiece a realizar la conducta de manera concentrada y con mucha motivación.

Para Russell Barkley, uno de los grandes conocedores del TDAH, una de las características básicas de este trastorno es que cursa con una hipomotivación intrínseca significativa, lo que provoca que la motivación tenga que provenir de fuera del niño (tareas atractivas, juegos dinámicos, profesores motivantes y reforzantes, etc.). Según los estudios científicos, la desmotivación de un niño con TDAH está causada por una baja activación del sistema de recompensa dopaminérgico y su inmadurez en la corteza prefrontal.

Dificultades para aprender de experiencias pasadas

Como ya hemos visto, los niños con TDAH tienen dificultades para aprender de los resultados y consecuencias de sus conductas. Se ha demostrado que para que aprendan de las consecuencias que tienen sus actos, necesitan de un mayor número de ensayos o experiencias que los niños sin TDAH. En ocasiones, también necesitan otros procedimientos alternativos de aprendizaje, ya que los habituales no les resultan efectivos, pero a veces también necesitan mayor número de ensayos y oportunidades. Requieren una mayor retroalimentación y aliento tanto en casa como en el colegio. Ya sabemos que los niños con TDAH precisan de un control externo importante por parte de sus padres y profesores.

Problemas en la interacción social

El aprendizaje de las habilidades y costumbres sociales en diferentes contextos es algo que vamos aprendiendo desde pequeños. Los niños y adolescentes con TDAH suelen tener dificultades en las relaciones con compañeros de clase y amigos debido a las manifestaciones de su trastorno (impulsividad, déficit en su control emocional, inatención en clase, etc.). Algunos chicos con TDAH y sus familias se quejan de que sus amigos no les invitan a los cumpleaños, no les llaman para interesarse por ellos, sufren acoso escolar, etc. Además, todo esto suele conllevar un alto sufrimiento del niño, que se siente aislado en el contexto social.

Los niños con TDAH suelen pasar por un mayor número de colegios que el resto de los chicos de su edad. Esto se debe bien a un problema de adaptación al centro, bien a expulsiones, que son más frecuentes en ellos debido a su componente impulsivo. No es infrecuente ver a niños con este trastorno que han pasado por tres o cuatro colegios.

EDAD DE INICIO

Los síntomas del TDAH suelen estar presentes siempre en el niño, desde edades muy tempranas. Otra cosa bien distinta es la influencia de estos síntomas en los contextos donde se desarrolla y crece el niño. Quizá cuando son pequeños dichas manifestaciones no suponen un problema para él en los diferentes entornos, ya que no interfieren en su quehacer diario. Por ejemplo, que el niño sea movido o inquieto en la etapa de infantil no suele suponer un problema, puesto que es lo *normal*, lo esperado para esa edad.

La mayoría de los niños hiperactivos han sido descritos por sus madres como excesivamente movidos e inquietos en el periodo prenatal en comparación con otros embarazos que habían tenido. También se ha visto que en su momento, un alto porcentaje de niños con TDAH, fueron prematuros o con bajo peso al nacer. Esto no quiere decir que todos los niños prematuros vayan a desarrollar un TDAH, pero sí que es verdad que un porcentaje alto de los TDAH son prematuros o nacieron a término, pero con bajo peso.

Al poco de nacer el niño, las madres ya relataban que eran bebés que se irritaban con bastante facilidad y que tenían problemas en las rutinas de alimentación y sueño. Las madres ya los calificaban como «niños difíciles» en los primeros años de vida, y en algunos casos notaban una falta de armonía en la relación madre-hijo. Un dato curioso es que un 25 por ciento de los menores que tenían trastorno del sueño en la niñez fueron diagnosticados de TDAH años más tarde.

En muchas ocasiones, el sufrimiento de los niños con TDAH aparece más tardíamente, ya que hasta ese momento, la manifestación de los síntomas no suponía un problema para ellos. En los colegios, consultas médicas y en la práctica clínica nos encontramos con algunos casos de chicos que hasta que no llegan a finales de la etapa de primaria o comienzos de la secundaria tienen un rendimiento académico y una conducta completamente normales, no mostrándose ningún síntoma especialmente significativo que entorpezca su ritmo de vida diario. Está claro que en estos casos, dichos resultados tan positivos se consiguen gracias a un esfuerzo altamente exigente por parte del chico y de la familia. Dichos alumnos compensan las dificultades que tienen con muchísimas horas de estudio por las tardes, una gran organización y con un gran apoyo y seguimiento por parte de sus familias. En muchos de estos casos, nos encontramos con familias que prácticamente hipotecan su vida en favor de su hijo, sentándose con ellos para hacer los deberes, ayudándoles a organizarse y a hacer esquemas, preguntándoles las lecciones, revisando la agenda, etc. A veces, cuando estos alumnos llegan a la etapa de secundaria o bachillerato, sufren un gran batacazo debido a que las exigencias académicas son tan grandes que ya no las pueden compensar con esfuerzo, trabajo y dedicación de horas. Este tipo de casos suelen coincidir con las presentaciones inatentas y son más frecuentes en las chicas que en los chicos.

En líneas generales, podemos decir que la edad de detección de los niños inatentos suele ser a partir de los ocho o nueve años, ya que al ser una presentación inatenta no es tan evidente y observable como las hiperactivas-impulsivas. Como ya hemos comentado, en algunos casos no es hasta la etapa de secundaria cuando aparecen esos problemas.

Las presentaciones hiperactivas-impulsivas o las combinadas se suelen detectar a una edad más temprana que las inatentas. El trastorno de los niños más impulsivos e hiperactivos se suele observar coincidiendo con la finalización de la etapa de infantil o el comienzo de la primaria (cinco o seis años). Es al comienzo de la etapa de primaria cuando a los alumnos se les empieza a exigir en el colegio que pasen más tiempo sentados y atendiendo a la profesora, que sean más organizados, y es entonces cuando suelen recibir sus primeras tareas para casa. Es por este motivo por el cual en los dos primeros cursos de primaria (entre los seis y los ocho años), los padres consultan más con maestros y especialistas de la salud en relación con un posible déficit de atención. Las exigencias de la etapa hacen que parezca haberse operado un cambio muy grande en el niño. Existe una discrepancia entre lo que este tiene que hacer en estos cursos y lo que puede hacer. Sin embargo, en las presentaciones inatentas, como suele haber una implicación y un esfuerzo grande por parte del alumno, las familias suelen retrasar el consultar con el especialista, ya sea el maestro del niño, el Departamento de Orientación del colegio o el pediatra de la consulta médica.

PREVALENCIA

Definimos la *prevalencia* como el porcentaje de la población que padece un trastorno o enfermedad concreta. Como ya se ha comentado anteriormente, el trastorno por déficit de atención con hiperactividad es uno de los problemas por los que más consultan las familias tanto en la sanidad pública como en la privada, y, por lo tanto, es uno de los motivos de consulta más frecuentes en la infancia y adolescencia. Analizaremos la prevalencia en función de tres características relevantes: índices de prevalencia del trastorno a nivel mundial, prevalencia de las diferentes presentaciones o subtipos de TDAH, y en último lugar nos centraremos en la prevalencia atendiendo al sexo (varones y mujeres).

Según los estudios que ha realizado Alberto Fernández Jaén, responsable de la Unidad de Neurología Infantil del Hospital Universitario Quirón, el TDAH afecta en la actualidad a un 4-5 por ciento de la población infantil.

En el año 1989, Anna Farré y Juan Narbona llevaron a cabo un estudio clásico sobre la prevalencia del TDAH en España y vieron que estaba en torno a un 1-2 por ciento de la población infantil. Debemos tener en cuenta que dicho estudio se llevó a cabo siguiendo los criterios diagnósticos de la CIE, que son bastante más restrictivos y exigentes que los que utiliza la APA (Asociación Americana de Psiquiatría) para elaborar el DSM.

Se ha demostrado que el TDAH se da en todas las naciones y continentes, manteniéndose en todos ellos un porcentaje de prevalencia muy similar. Faraone, Biederman y otros autores estudiaron en 2003 la prevalencia del TDAH en los diferentes países. Para ello revisaron veinte estudios en Estados Unidos y treinta en otras naciones del mundo. Las conclusiones de la investigación fueron que cuando se utilizan los mismos criterios diagnósticos, la prevalencia es muy similar en todos los países.

Si nos centramos en las diferentes presentaciones del TDAH, según Fernández Jaén el subtipo más frecuente es el inatento, aunque el combinado sea el más diagnosticado. En un estudio de metaanálisis de Willcutt (2012) se pudo comprobar que la presentación inatenta es hasta dos veces más frecuente que la combinada en la edad escolar. El motivo de estos resultados, que pueden parecer paradójicos, es que los afectados por la presentación combinada acuden antes a consulta, porque esta da más problemas externalizantes, y, por tanto, se diagnostica con mayor frecuencia. Según un estudio de Biederman realizado en 2002, el subtipo inatento era más frecuente en niñas que en niños, mientras que en el hiperactivo los porcentajes de chicos y chicas eran muy parecidos, siendo este subtipo el menos frecuente de los tres. El subtipo combinado se presentaba más en varones que en mujeres.

En cuanto a la prevalencia entre chicos y chicas que padecen el trastorno por déficit de atención con hiperactividad (TDAH), podemos decir que los datos suelen variar en función de si hablamos de población clínica o escolar. En la población escolar, la investigación dice que hay 3-4 niños por cada niña. En cambio, en la población clínica se diagnostica TDAH de presentación combinada diez veces más en varones que en mujeres. Estas diferencias en función del tipo de población se pueden deber a que las presentaciones combinadas e hiperactivas-impulsivas son más frecuentes en varones y suelen ir asociadas a otras patologías de tipo conductual, y, por tanto, se acude más a los servicios de neurología, psicología y psiquiatría. El perfil de las chicas suele ser más inatento y con tendencia a la internalización de síntomas.

Por este motivo suelen acudir con menor frecuencia a consulta. Las chicas empiezan a ir a consulta y a buscar soluciones cuando fracasan académicamente.

ETIOLOGÍA

La *etiología* se refiere a las causas que provocan un determinado trastorno. A lo largo de su historia, la gran mayoría de los trastornos han estado sometidos al eterno debate sobre si su causa es hereditaria o más bien ambiental. La interacción entre estas dos variables puede desembocar en múltiples manifestaciones, pero es tremendamente difícil estimar con exactitud qué porcentaje se debe a la genética y qué porcentaje a la parte ambiental. Como dijo el psicólogo canadiense Donald Hebb, este debate es como intentar determinar qué parte es más importante para calcular el área de un rectángulo: el ancho o el largo. En el caso del TDAH, cada vez existe mayor consenso entre los expertos en la materia en que este trastorno se debe a una interacción entre la genética y el ambiente en el que se desarrolla, aunque con un mayor peso del ADN. Hoy en día, la mayoría de los estudios recurren al concepto de epigenética para explicar de una manera ajustada las causas de dicho trastorno, y tratan de determinar cómo ciertos factores ambientales, como el tabaco, el alcohol, la alimentación y la estabilidad familiar modulan la expresión de nuestros genes.

Todos los trastornos del neurodesarrollo tienen una alta heredabilidad, lo que quiere decir que el componente genético tiene un peso muy importante en este grupo diagnóstico. Existen diferentes investigaciones científicas que ponen de manifiesto que, en el caso del TDAH, el peso que tiene la genética está en torno a un 75-80 por ciento. En 2005, Faraone realizó un estudio donde concluye que el índice de heredabilidad del trastorno está en un 77 por ciento. Esto tiene importantes efectos predictivos, ya que el TDAH, como el resto de los trastornos del neurodesarrollo, tiene una causa genética muy arraigada. Por ejemplo, podemos suponer que de un matrimonio en el que el padre es hiperactivo, es más probable que el hijo herede esta característica que si no hubiera ningún antecedente genético de TDAH. En muchos casos, los propios padres son hiperactivos o inatentos, pero no han sido diagnosticados. Según diferentes estudios, la probabilidad de que un niño sea diagnosticado de TDAH si uno de sus padres ya tiene este trastorno está entre un 57-80 por ciento, lo cual supone una alta probabilidad de padecerlo. Aquí podemos establecer un paralelismo con la altura y la constitución corporal: si los padres son altos, es probable que su descendencia sea alta, y si los padres son de constitución gruesa, lo lógico y normal es que los hijos hereden ese tipo de constitución. En ocasiones, la herencia genética no se debe a los padres, sino a otro familiar. Siempre que hablamos de genética, hablamos de mayor o menor probabilidad de heredar una característica física, psicológica o algún tipo de enfermedad o patología.

Diferentes estudios han llegado a conclusiones sobre cuáles son los genes concretos que están implicados en el TDAH. Algunos de los genes involucrados en esta patología y que son comunes a la mayoría de las investigaciones son el DRD5, HTR1B, SNAP25, DRD4 y DAT1. Recientemente, una conocida casa de coches emitía un anuncio de uno de sus vehículos al que asociaban el gen de la aventura: DRD4.

Para entender la importancia que tiene la genética en la manifestación de un trastorno o enfermedad, vamos a centrarnos en la etiología de la esquizofrenia, que guarda un paralelismo con el TDAH en cuanto a etiología se refiere. La manifestación de un trastorno psicótico de este tipo va a depender de la genética y del ambiente familiar en que se desarrolle. Según se ha demostrado en diferentes estudios, niños con una predisposición genética a desarrollar una esquizofrenia, por tener a uno de sus padres con esta patología o familiares cercanos que la padecían, pero que han crecido en un ambiente familiar estructurado, con normas, atención y afecto, no la han desarrollado. En cambio, un niño que tenga una menor predisposición genética a padecer esquizofrenia, pero que haya vivido en una familia desestructurada, con ausencia de normas, separación de padres, abusos y violencia, es bastante más probable que acabe manifestando esta patología. Este tipo de estudios se han realizado, en su mayoría, con gemelos monocigóticos (idéntica carga genética) que, por diferentes motivos, fueron separados nada más nacer y crecieron en familias y ambientes diferentes.

Los factores ambientales tienen un peso y una determinación muy importantes en el desarrollo de determinadas patologías. Dichos factores son todas aquellas variables que ocurren en el ambiente desde la fecundación hasta que somos ancianos y que influyen en nuestro desarrollo evolutivo. Dentro de los factores ambientales que más negativamente influyen en el periodo prenatal están: fumar, consumo de alcohol y otras drogas, una mala alimentación, situaciones estresantes sostenidas en el tiempo, como puede ser la enfermedad de un familiar, etc. Estos factores no solamente influyen en el caso del TDAH, sino que, como de sobra es sabido, algunas variables prenatales, como las anteriormente citadas, pueden causar graves trastornos y discapacidades en el feto, en lo que se conoce como efectos teratogénicos.

Para concluir con la parte de la influencia del ambiente, destaco las tres condiciones básicas de la educación familiar que menciona la catedrática de Psicología Evolutiva y de la Educación M.ª José Díaz Aguado:

1. **Afecto incondicional:** que proporcione seguridad, pero sin proteger en exceso.
2. **Atención continuada:** que se adapte a las necesidades cambiantes que se producen con la edad.
3. **Enseñanza de los límites:** que no caiga ni en el autoritarismo ni en la negligencia.

El TDAH aparece en todas las clases sociales, económicas y culturales. Como ocurre en cualquier otra dificultad o trastorno, el hecho de que la familia tenga recursos económicos posibilita el acceso a una serie de servicios y prestaciones que, desgraciadamente, no todo el mundo se puede permitir. Por ejemplo, pueden poner al niño una profesora particular que acuda a casa varias tardes a la semana para realizar las tareas con él o para poner en práctica programas de estimulación de la atención y la memoria.

EVOLUCIÓN Y PRONÓSTICO DEL NIÑO CON TDAH

Los progresos que pueden tener los chicos con TDAH suelen ser muy variados y dependen de multitud de factores. En líneas generales, el pronóstico tiene que ver con la edad de detección y diagnóstico del TDAH: cuanto antes se detecten los síntomas y dificultades del niño, mejor pronóstico tendrá. Pero no basta solo con detectarlo, sino que también hay que intervenir con el menor y su familia. Si se detecta, pero no se interviene, el pronóstico puede llegar a ser devastador. Por ejemplo, no es lo mismo que un maestro detecte que un niño tiene conductas disruptivas en clase a los cinco años que dicha detección sea a finales de la etapa de primaria. De ahí que sea de vital importancia que tanto padres como maestros estén muy atentos a posibles conductas desadaptadas para ponerlo en conocimiento de los especialistas y buscar una solución lo antes posible. En muchas ocasiones son los maestros más implicados y formados en estas dificultades los que detectan los síntomas y avisan a los padres y al Departamento de Orientación para valorar la situación del niño.

Según Alberto Fernández Jaén, los cinco factores que determinan un mejor pronóstico en el TDAH son los siguientes:

Ser chica. En el caso del TDAH, ser mujer es un factor de pronóstico positivo en comparación con los varones. Existen varios motivos, entre los cuales destacamos que los varones suelen llevar asociado al TDAH un trastorno de conducta y que las mujeres tienen un mejor manejo ejecutivo que los hombres, lo que hace que tengan una conducta más adaptativa.

Capacidad intelectual alta. Como ocurre en el resto de las patologías y trastornos o en la vida cotidiana, el hecho de tener un cociente intelectual alto hace más probable y efectiva la adaptación de la persona a su día a día. Por lo tanto, los chicos diagnosticados de TDAH que tengan una alta capacidad intelectual tendrán un pronóstico más esperanzador.

Preocupación familiar. El hecho de que los padres del niño estén comprometidos y preocupados por la situación por la que está pasando su hijo hará que su evolución sea más positiva y optimista. Como en otras patologías, una alta motivación y ganas de mejorar harán que los resultados sean mejores y más perdurables.

No tener problemas de aprendizaje asociados. El pronóstico del niño tiene mucho que ver con el hecho de que el TDAH esté asociado o no a otros trastornos. Aquellos chicos que tienen solo TDAH y ningún otro trastorno asociado (comórbido) tienen un pronóstico mejor que aquellos que, además del TDAH, presentan otras dificultades. Pero sabemos que el TDAH se da aisladamente en un porcentaje muy bajo de los casos. Dentro de los casos de TDAH asociado a algún otro trastorno comórbido, los de tipo conductual, como es el trastorno negativista desafiante (TND), tienen peor pronóstico. Todas las comorbilidades del TDAH que implican problemas conductuales suelen tener un pronóstico menos esperanzador. En cambio, los niños con TDAH que tienen asociados trastornos de tipo emocional, como puedan ser los de ansiedad, presentan buena evolución, ya que suelen ser chicos que tienden a compensar sus dificultades con mucho esfuerzo, pero con un alto sufrimiento a cambio. En estos casos es más frecuente encontrar a chicas que a chicos. Suelen ser chicas con TDAH que debido a su ansiedad son muy organizadas en el ámbito académico, se planifican bien y dedican muchísimas horas a realizar las tareas y a estudiar. Este tipo de casos suele conllevar un alto grado de amargura personal, ya que se exigen mucho para compensar sus limitaciones con muchas horas de estudio y esfuerzo.

Responder a las medidas terapéuticas. Además de una buena evaluación, es necesario que la familia esté implicada en el tratamiento y siga las pautas y orientaciones del profesional que lleva a su hijo.

En líneas generales, en la edad preescolar no nos solemos encontrar con dificultades para prestar atención, ya que en la etapa de Educación Infantil, por sus características, no existen muchas tareas de atención selectiva ni sostenida, y, por tanto, suele pasar desapercibido. Las demandas o necesidades de la vida infantil hacen que el déficit no sea un problema. Pero este déficit de atención aumenta cuando los niños pasan a la etapa de primaria, sobre los seis años, y se mantiene estable. En esta etapa, las exigencias escolares son mayores y por tanto el déficit en la atención empieza a causar problemas. Esta dificultad atencional se suele mantener estable a lo largo de la vida, incluso en el adulto. Lo contrario tiende a pasar con los síntomas de impulsividad e hiperactividad. En la etapa preescolar, los niños tienden a ser muy impulsivos, espontáneos y movidos, pero cuando llegan a la adolescencia, dichos síntomas se ven significativamente reducidos.

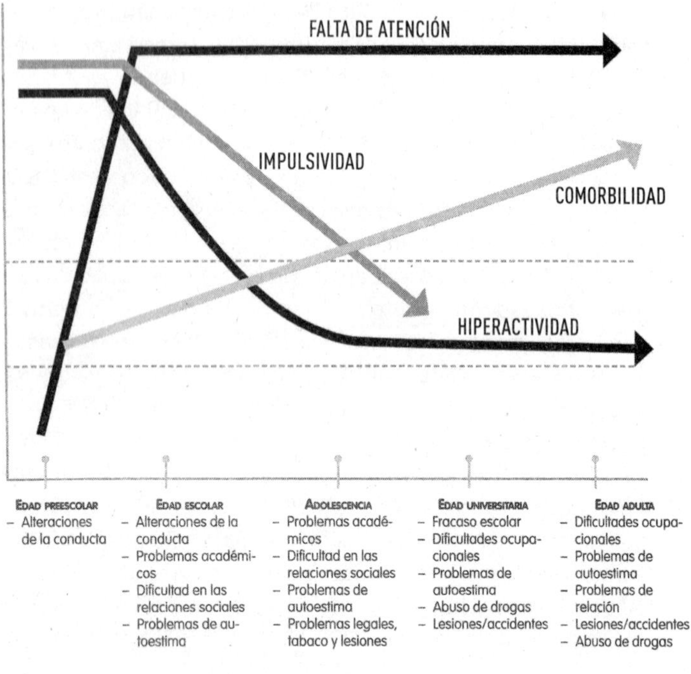

Como ya hemos comentado, los síntomas de inatención van aumentando en la etapa de infantil y se estabilizan alrededor de la etapa escolar. En cambio, los síntomas de hiperactividad, que están muy presentes en los niños pequeños, tienden a atenuarse a partir de la adolescencia y en la edad adulta. Según diferentes estudios, los síntomas del TDAH suelen continuar en la adolescencia y en la edad adulta en un 65 por ciento de los casos. La hiperactividad motora y observable de los niños pequeños tiende a convertirse en la adolescencia en una sensación de inquietud interior, siendo más cognitiva que conductual.

La manera que tienen los adolescentes con TDAH de manifestar su sintomatología suele ser muy diferente en función del sexo. Por ejemplo, los varones adolescentes suelen tener conductas más oposicionistas y desafiantes ante la autoridad (padres y profesores principalmente). En cambio, las mujeres suelen manifestar síntomas ansiosos y depresivos. En definitiva, los síntomas de los adolescentes varones son externos y observables, mientras que los de las mujeres suelen ser internos y menos observables.

En el aspecto académico, los niños con TDAH suelen arrastrar un alto grado de sufrimiento, tanto en los estudios como en las relaciones con los compañeros. Es uno de los contextos que más les marcan, sin lugar a dudas. Además, los padres suelen ejercer mucha presión cuando las cosas no les van bien en los estudios. Esto no hace más que agravar la situación personal y motivacional del niño.

Como comenta la presidenta de APDE Sierra (Asociación de Padres por la Diversidad Educativa de la Sierra de Madrid) y madre de un joven diagnosticado de TDAH, Carmen Engerman, los niños con TDAH suelen tener un alto grado de fracaso escolar, así como una desadaptación escolar importante. No es infrecuente que pasen por varios centros tratando de encontrar el «colegio perfecto». En el aspecto social, muchos niños con TDAH tienen dificultades de relación, de habilidades sociales y son rechazados por los compañeros, encontrándose con situaciones de verdadero aislamiento social. Hace unas semanas comencé a trabajar con un chico de diecisiete años con TDAH que, a pesar de su carácter tranquilo y afable, había pasado por cuatro colegios, ya que en tres de ellos había sido expulsado por pelearse con compañeros. Otros, sin embargo, son verdaderos líderes de masas. Los estudios ponen de relieve que un 60 por ciento de los adolescentes con TDAH repiten curso o bien son expulsados del colegio. Aquí los padres y educadores tienen una labor importantísima, debiendo prestar mucha atención al contexto escolar. Es verdad que se están haciendo algunos esfuerzos y cambios para ayudar a los maestros y educadores a identificar y apoyar al alumnado con TDAH, pero aún hace falta que los docentes puedan acceder a formaciones necesarias para entender y atender a estos chicos. Es importante que el profesorado esté al tanto de las señales o indicios del TDAH, con el objetivo de que puedan detectar los posibles problemas y que se puedan coordinar con el Departamento de Orientación para trazar un plan de acción y evaluar los resultados que favorezcan el desarrollo integral de los alumnos con necesidades específicas.

Es muy importante realizar una muy buena labor de orientación vocacional con estos chicos adolescentes. Como se dice coloquialmente, no todos valemos para todo ni para lo mismo. Dado que con frecuencia estos niños suman muchos años de sufrimiento en la etapa de escolarización obligatoria, una buena opción para ellos suelen ser los grados de formación profesional, donde desarrollan trabajos más motivantes, más mecánicos y con mucha menos carga de estudio.

En la etapa adolescente, además de que el riesgo de fracaso escolar es mayor, los estudios también encuentran que existe una elevada probabilidad, en comparación con el resto de los chicos de su edad, de abuso de sustancias (tabaco, alcohol y otras drogas), accidentes, problemas legales (robos, peleas), depresión, suicidio, prácticas sexuales más precoces y mayor número de embarazos no deseados. En un estudio de Milberger (1997) se puso de manifiesto que un 19 por ciento de los TDAH fumaba tabaco, mientras que solo un 10 por ciento del grupo que no padecía TDAH hacía lo mismo.

En el caso del TDAH en los adultos, existe un mayor número de accidentes de tráfico si lo comparamos con la población adulta sin TDAH. También suelen tener más parejas, mayor número de divorcios y pierden más frecuentemente su empleo. Tienen dificultades para planificarse y necesitan de agendas, dispositivos móviles y, en algunos casos, de personas que les lleven su agenda tanto personal como profesional. Son personas que constantemente están buscando estímulos y actividades novedosos, ya que tienen una alta intolerancia al aburrimiento. No olvidemos que tienen una inmadurez de su cerebro amarillo (corteza prefrontal). Tienen mayor probabilidad de padecer conductas adictivas que el resto de la población, como, por ejemplo, adicción a las drogas (alcohol, tabaco, cocaína y otras sustancias), al juego o a las compras compulsivas. Según un estudio que ha realizado el equipo de Alberto Fernández Jaén, responsable de la Unidad de Neurología Infantil del Hospital Universitario Quirón (Madrid), las personas con TDAH sufren una mayor cantidad de caídas y pasan más veces por el quirófano que el resto de las personas de su misma edad.

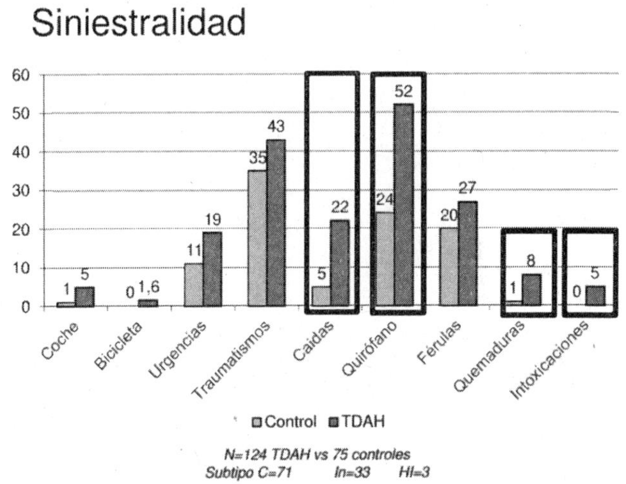

CAPÍTULO 4

EVALUACIÓN, DIAGNÓSTICO Y TRATAMIENTO DEL TDAH

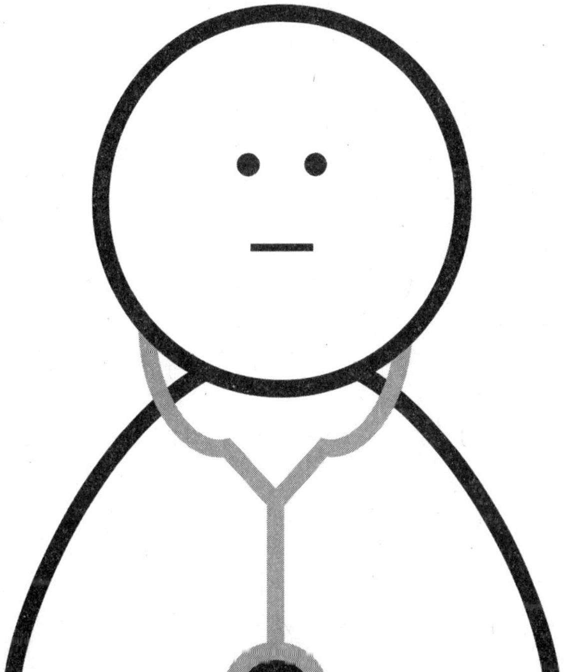

LÍMITES CONFUSOS: ¿QUÉ ES PATOLOGÍA Y QUÉ ES DESPISTE?

La delgada línea que separa la normalidad de la patología es, en ocasiones, difícil de discernir. Como ya hemos comentado, en el caso de los niños es normal que sean inquietos y movidos, ya que venimos genéticamente predispuestos para explorar el mundo que nos rodea. Por este motivo resulta aún más complicado establecer cuándo determinados comportamientos son normales y cuándo patológicos. Lo normal es que los niños sean inquietos, se muevan y se impacienten. Lo contrario sería lo anormal. La situación que viven el pequeño y la familia se convierte en un trastorno cuando los síntomas del niño le afectan en su vida cotidiana en los diferentes contextos en donde se mueve (ámbito familiar, escolar, afectivo, conductual y social). Por tanto, la patología se da cuando dichos síntomas *trastornan* la vida del menor. Aunque la familia también viva dicha situación como angustiante y le afecte, la clave es que sea un sufrimiento *para el niño*. Las repercusiones para la familia son indirectas en este sentido.

El TDAH, como todos los trastornos, se define socialmente. El hecho de que haya patología o no lo va a marcar las exigencias del ambiente. La manifestación de síntomas puede no ser patológica a una edad, pero es probable que sí lo sea unos años más tarde.

¿Cuándo debemos pedir ayuda a un profesional? Los padres deberían preocuparse o acudir a un profesional no tanto cuando el niño presente síntomas como cuando sea evidente que existe un sufrimiento o dificultad por su parte. Cuando vemos que no rinde en el colegio, no aprovecha bien las tardes en casa haciendo las tareas, tiene dificultades en las relaciones sociales o el manejo de su conducta en casa se hace insostenible, es el momento de pedir ayuda y asesoramiento. Debemos estar más atentos a las consecuencias que tienen los síntomas y dónde se manifiestan que a los síntomas en sí.

Como señala Daniel Martín Fernández-Mayoralas, especialista en neurología infantojuvenil y profesor de la Universidad Europea de Madrid, en España las familias suelen consultar con los expertos cuando el niño o el adolescente tiene dificultades en el ámbito académico, es decir, cuando su rendimiento está por debajo de lo que se espera de él o es bajo comparándolo con el de sus compañeros de aula. Los estudios realizados en España apuntan a que un 80 por ciento de los niños que acuden a consulta lo hacen a causa de un bajo rendimiento en el ámbito escolar. Alberto Fernández Jaén, responsable de la Unidad de Neurología Infantil del Hospital Universitario Quirón, señala que la diferencia entre la patología y la normalidad hay que estimarla en base a un buen diagnóstico y en función de la repercusión que tienen los síntomas sobre la vida de la persona que la padece. Por ejemplo, señala, en el caso de un niño de cinco años que es movido en el colegio, se relaciona bien y alcanza objetivos en la etapa de Educación Infantil, la única pauta que debemos seguir es la observación para ver cómo evoluciona. En cambio, un chico de ocho años que tiene síntomas que están interfiriendo en su vida cotidiana debe ser evaluado para comprobar cómo dichos síntomas interfieren en los diferentes ámbitos de la vida del pequeño.

Generalmente, los padres no llevan a los niños a la consulta del pediatra, psicólogo o neurólogo por los síntomas en sí, sino más bien por las repercusiones que tienen estos síntomas sobre la vida cotidiana. El motivo por el que suelen consultar los padres con los diferentes profesionales es las malas notas en el colegio y un ambiente crispado en casa. César Soutullo, psiquiatra infantil de la Clínica Universidad de Navarra (CUN), alude al concepto de «TDAH metastásico» para hacer referencia a un TDAH que se complica con otros problemas por no haberlo tratado a tiempo, y que se puede convertir en depresión, ansiedad, abuso de sustancias, conducta negativista y antisocial y un fracaso no solo académico, sino personal, profesional, de relaciones familiares y sociales, problemas legales, etc. Todo esto acaba influyendo en todas las áreas de la vida del niño, adolescente o adulto: académica/laboral, conductual, emocional, social, familiar e incluso económica.

EVALUACIÓN DEL TDAH

La evaluación de cualquier trastorno, y el TDAH no es una excepción, debe ser realizada por una persona especializada y con experiencia en el trastorno y en las diferentes pruebas de evaluación que se han de aplicar. El diagnóstico de TDAH es clínico, con lo que no existe una única prueba que al administrarla nos permita comprobar si el niño da «positivo». No existe para el TDAH una prueba que haga las veces de «alcoholímetro» o de prueba de embarazo. Comentamos esto puesto que es una de las observaciones que nos plantean los padres cuando estamos evaluando un posible déficit de atención.

La evaluación para confirmar o descartar un posible TDAH no se debe hacer antes de los primeros cursos de la etapa de educación primaria (seis años). Bajo mi punto de vista no debería haber ningún niño por debajo de los seis años diagnosticado de TDAH, puesto que no es hasta los seis/siete años cuando podemos decir que la corteza prefrontal se ha desarrollado lo suficiente como para concentrarse, controlar los impulsos, regular sus emociones, etcétera.

Para una buena evaluación, lo primero que se debe hacer es una historia clínica completa del paciente (*anamnesis*). Aquí, el profesional preguntará a la familia y al niño por aspectos tan relevantes como los datos de identificación, motivo de consulta, antecedentes familiares de algunas enfermedades o trastornos, operaciones, otros tratamientos médicos o psicológicos, si toma medicación por alguna otra patología o enfermedad, aspectos relativos al embarazo y al parto, etc. Es importante descartar que puedan existir otros problemas o déficits que cursen con síntomas parecidos al TDAH. Para ello, debemos descartar alteraciones auditivas, visuales y trastornos neurológicos.

Una vez hecha la anamnesis, es imprescindible hacer una buena evaluación indagando en los diferentes ámbitos o contextos donde se desarrolla el niño. No haríamos una correcta evaluación si solo nos quedamos con lo que nos cuentan los padres en consulta o con cómo se comporta el niño en nuestra presencia cuando vienen a vernos. Es imprescindible que también valoremos cómo se comporta en el colegio, cómo se relaciona con sus compañeros, con otros adultos significativos, en el equipo de fútbol, etcétera.

Lo ideal sería que el propio profesional (psicólogo clínico, psiquiatra, pediatra, neurólogo) pudiese realizar él mismo la observación en los diferentes ambientes significativos donde se desarrolla el menor, pero dado que lo ideal muchas veces dista de lo posible, existen diferentes cuestionarios que podemos entregar a los padres para que tanto ellos como otros adultos significativos, como el profesor, los rellenen informando de cómo se relaciona el pequeño en esos entornos (casa, colegio, etc.). Uno de los aspectos negativos de los cuestionarios es que son escalas subjetivas. Por lo tanto, ante una misma situación, dos observadores registrarían de maneras distintas. Y de hecho esto es lo que ocurre: cómo ve la madre al niño y su comportamiento suele distar de cómo lo ve el padre. En función de la persona que rellena el cuestionario, sus expectativas y el contexto donde esté el niño, obtendremos unos resultados u otros. En el colegio pasa lo mismo, ya que la visión que tiene el profesor de Matemáticas seguramente no tenga nada que ver con la del que imparte Lengua, y mucho menos con el comportamiento que tiene el niño en la clase de Educación Física. Se establece que cuando los datos que obtengamos de padres y profesores sean contradictorios, debe prevalecer la información aportada por los docentes, puesto que están más familiarizados con las conductas y actitudes que se consideran *normales* para su edad.

Por lo tanto, una buena evaluación debe incluir entrevistas, observaciones y pruebas estandarizadas en, al menos, los tres pilares siguientes:

- Niño en cuestión.
- Ámbito familiar (padres, hermanos y otros familiares significativos).
- Ámbito escolar (tutor/a y profesores).

Según Ignacio de Ramón, neuropsicólogo infantil y cofundador de Sincrolab, en todos los casos de sospecha de TDAH se tiene que hacer una evaluación neuropsicológica completa. La neuropsicología es una neurociencia conductual que trata de describir la relación entre el cerebro y la conducta, tanto en personas sanas como en aquellas que han sufrido algún daño cerebral. La evaluación neuropsicológica implica un conjunto de técnicas y pruebas que se aplican a un paciente con sospecha de algún trastorno con el objetivo de obtener su perfil neurocognitivo. La obtención del perfil neurocognitivo del niño va a permitir establecer unos objetivos sobre los que trabajar. En su opinión, en caso de no realizar una buena evaluación neuropsicológica, vamos a perder mucha información válida para la intervención.

Las diferentes pruebas que se apliquen van a depender mucho del paciente, aunque en la gran mayoría de los casos se van a centrar en la evaluación de los procesos cognitivos superiores, como son la memoria, la concentración, el lenguaje, la visopercepción y las funciones ejecutivas.

Según la mayoría de los expertos, las técnicas de neuroimagen no son fundamentales ni necesarias para el diagnóstico de TDAH. De hecho, solamente se aplican a un porcentaje muy bajo de niños y con una causa muy justificada. Dichas técnicas suelen ser más utilizadas para la investigación científica de este trastorno que para la evaluación propiamente dicha. Muchos padres suelen pedir a los neurólogos, neuropediatras y psiquiatras de sus hijos que les hagan una prueba de neuroimagen (escáner, TAC, resonancia magnética, etc.) para confirmar o descartar el TDAH, pero estos exámenes no sirven para esto, ya que, como hemos comentado, no existe ninguna prueba objetiva que manifieste si un niño tiene TDAH o no.

PRUEBAS ESTANDARIZADAS PARA EVALUAR LA ATENCIÓN

A continuación, se indican algunas de las pruebas estandarizadas que más se utilizan para evaluar el TDAH en niños y adolescentes:

CARAS. Test de percepción de diferencias (Thurstone y Yela, 1985): se aplica a partir de los seis y hasta los dieciocho años. Es una prueba de atención selectiva y sostenida. Aparecen sesenta tríos de caras. Las caras se pueden diferenciar entre sí en las cejas, los ojos, la boca o el pelo. La tarea del niño consiste en tachar la cara que sea diferente de las otras dos. Se puede aplicar de manera individual o colectiva. Dada su simplicidad, es una prueba de fácil aplicación para niños y poblaciones con bajo nivel cultural.

FI. Formas idénticas (Thurstone, 2004): se emplea a partir de los diez años de edad.

MFF-20. Test de emparejamiento de figuras conocidas (Cairns y Cammock, 1999): esta prueba fue adaptada por Buela-Casal, Carretero-Dios y De los Santos en el año 2001. Se aplica a niños de entre seis y doce años. Sirve para medir la atención focalizada y el estilo cognitivo del niño (reflexivo e impulsivo).

d2. Test de atención (Brickenkamp y Zillmer, 2004): se puede realizar a partir de los ocho años. Son catorce series en donde el niño debe tachar todas las letras «d» que encuentre y que tengan dos comillas.

Aula Nesplora (Nesplora, 2012): es una prueba que mide diferentes tipos de atención mediante la realidad virtual. Se aplica de manera individual. Una de las características más sobresalientes es que posee una validez ecológica muy alta, ya que el alumno está viendo con las gafas de realidad virtual una clase. Se aplica a niños entre los seis y los dieciséis años. La duración de la prueba es de veinte minutos aproximadamente. Antes de comenzar, se hacen algunos ensayos para comprobar que el niño se siente cómodo con las gafas. Los resultados que aporta este test son muy variados: número de aciertos del niño, errores, actos impulsivos, tiempo de reacción, lugares a los que mira el niño (ya que las gafas disponen de unos sensores que captan a qué lugar está mirando el niño y si se mueve mucho o poco). Tal y como describe Unai Díaz-Orueta, antiguo investigador del Departamento de I+D de la empresa Nesplora, creadora de este test, AULA mide atención visual y auditiva, impulsividad y actividad motora, gracias a un sensor de movimiento, en una situación muy cercana a la vida real. Se basa en un entorno de realidad virtual que simula un aula escolar. Las gafas 3D dan la sensación de encontrarse realmente en un aula, sentado en el pupitre, con el profesor y la pizarra delante, y rodeado de compañeros sentados en otras mesas. Al usar AULA, los niños atienden a los estímulos visuales en la pizarra y a estímulos auditivos a través de los auriculares, y deben intentar responder a todos ellos según las instrucciones de cada momento, respondiendo ante unos estímulos concretos y no haciéndolo ante otros. Además, los chicos tienen que tratar de que los distractores que aparecen en la prueba no interfieran con la tarea y les permitan responder correctamente. La aplicación del test dura menos de veinte minutos y parece un videojuego. Es la prueba más sensible para detectar casos de TDAH (95,2 por ciento de los casos correctamente identificados) y también la más específica para descartar aquellos que no lo son (91,9 por ciento correctamente descartados).

EMAV. Escalas Magallanes de atención visual (García Pérez y Magaz Lago, 2000): es una prueba que sirve para medir la atención visual. Existen dos versiones que se aplican en función de la edad. La EMAV-1 se aplica a niños de entre cinco y nueve años, mientras que la EMAV-2 se administra a partir de los diez.

FDT. Test de los cinco dígitos (Sedó, 2007): es una prueba para evaluar funciones ejecutivas que nos puede dar una pista de la capacidad del niño para inhibir estímulos irrelevantes para el ejercicio que está haciendo. Se utiliza en chicos a partir de los siete años.

Test Stroop. Test de colores y palabras (Golden, 1994): el niño ve una lista de palabras y tiene que decir el color de la tinta en que están impresas. La dificultad está en que los términos que aparecen en el listado son nombres de colores, con lo que se exige una gran atención e inhibición. Mide la capacidad dél niño para inhibir estímulos irrelevantes para la tarea que está haciendo. Se aplica a partir de los siete años.

CSAT. *Children Sustained Attention Task* o tarea de atención sostenida en la infancia (Servera y Llabrés, 2004): es una prueba informatizada que se aplica de manera individual a niños de entre seis y once años. La tarea consiste en presionar la barra espaciadora del ordenador cada vez que aparezca en la pantalla el número 3 precedido del 6 a lo largo de toda la prueba. El programa tiene en cuenta el número de errores y aciertos del niño, así como el tiempo que tarda en dar respuesta al estímulo (tiempo de reacción).

WCST. Test de clasificación de tarjetas de Wisconsin (Heaton, Chelune, Talley, Kay y Curtiss, 2001): se puede aplicar a partir de los seis años y medio. La tarea consiste en clasificar una serie de tarjetas atendiendo a diferentes características (color, número y formas geométricas).

Escala NEPSY (Korkman, Kirk y Kemp, 1998): es una batería neuropsicológica para evaluar diferentes aspectos del desarrollo neuropsicológico de niños entre los tres y los dieciséis años. Se pueden evaluar aspectos de la atención y funciones ejecutivas.

Generalmente se mide la capacidad atencional del niño con algunos de los ejercicios que acabamos de desarrollar. Aun así, también resulta importante pasar alguna prueba para valorar el aspecto conductual, además de la entrevista y la observación. A continuación, se recogen algunas escalas y cuestionarios para recoger información de tipo conductual:

Escalas de Conners (Conners, 1989): es uno de los instrumentos clásicos más usados. Se compone de diferentes escalas donde el padre o el profesor debe valorar el grado de cumplimiento del niño en un listado de síntomas (hiperactividad, dificultades escolares, problemas para cumplir las normas, tiempo que dedica a hacer las tareas escolares, etcétera).

CBCL. *Child Behavior Checklist* (Achenbach): es uno de los cuestionarios para población infantil más utilizados y nos da resultados en varias escalas.

EDAH. Evaluación del trastorno por déficit de atención con hiperactividad (Farré y Narbona, 2000): es una prueba que consta de veinte ítems en donde el profesor debe valorar el comportamiento y actitud del niño en clase. Está baremada para alumnos de la etapa de primaria (seis a doce años).

ESMIDAS. Escalas Magallanes de Identificación de Déficit de Atención en niños, adolescentes y adultos (García y Magaz, 2006): se administran de manera individual y el objetivo es obtener información en cuanto a diferentes facetas. Existe una escala para padres y otra para profesores.

DIAGNÓSTICO DE TDAH

Como ya hemos comentado anteriormente, el diagnóstico de TDAH es exclusivamente clínico. El profesional tiene que evaluar y valorar hasta qué punto los síntomas que presenta el niño afectan a su vida cotidiana. Ninguno de los trastornos del neurodesarrollo tiene un marcador biológico, con lo que no podemos diagnosticarlos a través de una prueba objetiva. Por ejemplo, para determinar si nuestro nivel de colesterol es el adecuado, basta con un sencillo análisis de sangre. Para descartar que el embrión de una futura mamá tenga algún trastorno cromosómico, como es el caso del síndrome de Down, se le hace una amniocentesis, prueba con la que se llevará a cabo el estudio genético y se podrá confirmar que no hay ningún problema. En el caso del TDAH, no existe ninguna prueba objetiva que nos confirme la existencia o ausencia de esta patología.

Según algunos especialistas, existe un sobrediagnóstico de TDAH. Tenemos que tener muy claro que ningún trastorno se puede diagnosticar en veinte o treinta minutos de consulta, y mucho menos el TDAH, que es bastante complejo. Es importante que el profesional que evalúa y hace el diagnóstico tenga en cuenta tanto los síntomas del TDAH como los criterios de exclusión del mismo, y que dedique tiempo y cariño a realizar una buena historia clínica y a obtener información de cómo se desenvuelve el niño o el adolescente en diferentes contextos. En muchas ocasiones, el TDAH se muestra en la práctica como un cajón de sastre donde metemos a aquellos jóvenes que dan problemas o no se adaptan bien al colegio o en casa, pero de los que no sabemos qué les pasa. El diagnóstico, como comenta el profesor Juan Narbona, especialista en neuropediatría de la Clínica Universidad de Navarra, tiene un efecto de consuelo en la familia, al saber esta realmente lo que le pasa a su hijo después de un largo periodo de sufrimiento y desorientación.

CLASIFICACIONES DIAGNÓSTICAS DEL TDAH

El trastorno por déficit de atención con hiperactividad (TDAH) es una de las siete categorías diagnósticas que el DSM-5 engloba dentro de los «trastornos del neurodesarrollo». Dentro de este variado epígrafe encontramos:

- Discapacidad intelectual.
- Trastornos de la comunicación.
- Trastorno del espectro autista.
- Trastorno por déficit de atención con hiperactividad (TDAH).
- Trastorno específico del aprendizaje.
- Trastornos motores (coordinación, tics, movimientos estereotipados).
- Otros trastornos del neurodesarrollo.

La característica básica que comparten los diferentes trastornos del neurodesarrollo es que la maduración del cerebro es más lenta de lo normal. En el caso concreto de los niños con TDAH, se estima que la corteza prefrontal (cerebro amarillo) está un 30 por ciento menos desarrollada o es más inmadura que la de los chicos de la misma edad. En otros trastornos, como la esquizofrenia y el trastorno bipolar, también se ha visto que el grosor del córtex cerebral es significativamente menor de lo que correspondería por edad.

Como ya hemos comentado, otra característica común de los trastornos del neurodesarrollo, también llamados trastornos del desarrollo neurológico, es que ninguno tiene un marcador biológico, es decir, que no son trastornos que se puedan diagnosticar mediante pruebas tan sencillas como un análisis de sangre o de orina. Requieren de una correcta evaluación clínica y psicodiagnóstica. Para poder diagnosticar a un niño de TDAH, es preciso que cumpla los criterios diagnósticos que establece el DSM-5 y que aparecen a continuación:

TRASTORNO POR DÉFICIT DE ATENCIÓN CON HIPERACTIVIDAD

A. Patrón persistente de inatención y/o hiperactividad-impulsividad que interfiere con el funcionamiento o el desarrollo, que se caracteriza por (1) y/o (2):

1. Inatención: seis (o más) de los siguientes síntomas se han mantenido durante al menos 6 meses en un grado que no concuerda con el nivel de desarrollo y que afecta directamente las actividades sociales y académicas/laborales:

Nota: para adolescentes mayores y adultos (diecisiete y más años de edad), se requiere un mínimo de cinco síntomas.

a. Con frecuencia falla en prestar la debida atención a detalles o por descuido se cometen errores en las tareas escolares, en el trabajo o durante otras actividades (por ejemplo, se pasan por alto o se pierden detalles, el trabajo no se lleva a cabo con precisión).

b. Con frecuencia tiene dificultades para mantener la atención en tareas o actividades recreativas (por ejemplo, tiene dificultad para mantener la atención en clase, conversaciones o la lectura prolongada).

c. Con frecuencia parece no escuchar cuando se le habla directamente (por ejemplo, parece tener la mente en otras cosas, incluso en ausencia de cualquier distracción aparente).
d. Con frecuencia no sigue las instrucciones y no termina las tareas escolares, los quehaceres o los deberes laborales (por ejemplo, inicia tareas, pero se distrae rápidamente y se evade con facilidad).
e. Con frecuencia tiene dificultad para organizar tareas y actividades (por ejemplo, dificultad para gestionar tareas secuenciales; dificultad para poner los materiales y pertenencias en orden; descuido y desorganización en el trabajo; mala gestión del tiempo; no cumple los plazos).
f. Con frecuencia evita, le disgusta o se muestra poco entusiasta en iniciar tareas que requieren un esfuerzo mental sostenido (por ejemplo, tareas escolares o quehaceres domésticos; en adolescentes mayores y adultos, preparación de informes, completar formularios, revisar artículos largos).
g. Con frecuencia pierde cosas necesarias para tareas o actividades (por ejemplo, materiales escolares, lápices, libros, instrumentos, billetero, llaves, papeles del trabajo, gafas, móvil).
h. Con frecuencia se distrae con facilidad por estímulos externos (para adolescentes mayores y adultos, puede incluir pensamientos no relacionados).
i. Con frecuencia olvida las actividades cotidianas (por ejemplo, hacer las tareas, hacer las diligencias; en adolescentes mayores y adultos, devolver las llamadas, pagar las facturas, acudir a las citas).

2. Hiperactividad e impulsividad: seis (o más) de los siguientes síntomas se han mantenido durante al menos 6 meses en un grado que no concuerda con el nivel de desarrollo y que afecta directamente a las actividades sociales y académicas/laborales:
Nota: para adolescentes mayores y adultos (a partir de diecisiete años de edad), se requiere un mínimo de cinco síntomas.

a. Con frecuencia juguetea con o golpea las manos o los pies o se retuerce en el asiento.
b. Con frecuencia se levanta en situaciones en que se espera que permanezca sentado (por ejemplo, se levanta en la clase, en la oficina o en otro lugar de trabajo, o en otras situaciones que requieren mantenerse en su lugar).
c. Con frecuencia corretea o trepa en situaciones en las que no resulta apropiado. (Nota: en adolescentes o adultos, puede limitarse a estar inquieto.)
d. Con frecuencia es incapaz de jugar o de ocuparse tranquilamente en actividades recreativas.
e. Con frecuencia está «ocupado», actuando como si «lo impulsara un motor» (por ejemplo, es incapaz de estar o se siente incómodo estando quieto durante un tiempo prolongado, como en restaurantes, reuniones; los

otros pueden pensar que está intranquilo o que le resulta difícil seguirlos).
f. Con frecuencia habla excesivamente.
g. Con frecuencia responde inesperadamente o antes de que se haya concluido una pregunta (por ejemplo, termina las frases de otros; no respeta el turno de conversación).
h. Con frecuencia le es difícil esperar su turno (por ejemplo, mientras espera en una cola).
i. Con frecuencia interrumpe o se inmiscuye con otros (por ejemplo, se mete en las conversaciones, juegos o actividades; puede empezar a utilizar las cosas de otras personas sin esperar o recibir permiso; en adolescentes y adultos, puede inmiscuirse o adelantarse a lo que hacen otros).

B. Algunos síntomas de inatención o hiperactivo-impulsivos estaban presentes antes de los doce años.
C. Varios síntomas de inatención o hiperactivo-impulsivos están presentes en dos o más contextos (por ejemplo, en casa, en la escuela o en el trabajo; con los amigos o parientes; en otras actividades).
D. Existen pruebas claras de que los síntomas interfieren con el funcionamiento social, académico o laboral, o reducen la calidad de los mismos.
E. Los síntomas no se producen exclusivamente durante el curso de la esquizofrenia o de otro trastorno psicótico y no se explican mejor por otro trastorno mental (por ejemplo, trastorno del estado de ánimo, trastorno de ansiedad, trastorno disociativo, trastorno de la personalidad, intoxicación o abstinencia de sustancias).

Una vez que el niño ha sido diagnosticado de trastorno por déficit de atención con hiperactividad (TDAH), se tiene que especificar el tipo de presentación que manifiesta:

> **Presentación predominante con falta de atención.** En este caso prevalece la inatención sobre la conducta más impulsiva. Este subtipo es bastante más frecuente en las chicas que en los chicos. Debido a sus manifestaciones encubiertas, suele ser más difícil de diagnosticar y se suele hacer a una edad más tardía que la presentación hiperactiva-impulsiva. En el colegio, estos niños suelen ser tímidos, no molestan a sus compañeros, pero se muestran muy despistados, como en su mundo.

Presentación predominante hiperactiva-impulsiva. Es el subtipo que más fácilmente se ve, ya que al ser niños impulsivos y muy movidos, son conductas observables para cualquier persona.

Presentación combinada. Es la presentación más frecuentemente diagnosticada. Reúne las características generales del subtipo inatento y del hiperactivo-impulsivo.

Independientemente de la presentación que manifieste el niño o el adolescente, a las tres presentaciones se las conoce con la etiqueta de trastorno por déficit de atención con hiperactividad (TDAH). Por ejemplo, un niño que tenga la presentación inatenta igualmente tendrá el diagnóstico de trastorno por déficit de atención con hiperactividad, aunque en este caso concreto, el niño no manifieste la hiperactividad. A todos los casos se les diagnostica de TDAH y luego se especifica la presentación (predominante con falta de atención, hiperactiva-impulsiva o combinada) y la gravedad (leve, moderada o grave).

No existen diferencias significativas en cuanto a los criterios de diagnóstico del TDAH entre el DSM-IV, publicado en 1994, y el DSM-5, publicado en 2013. Veámoslas de una manera breve:

- En el DSM-IV, el TDAH aparece dentro de los «Trastornos de inicio en la infancia, la niñez o la adolescencia», mientras que en el DSM-5 se engloba en la categoría de «Trastornos del neurodesarrollo».
- En el DSM-5, los ítems aparecen mejor descritos, son más operativos e incluyen ejemplos.
- En el DSM-5 se añaden los ítems para el diagnóstico en la etapa adolescente tardía y edad adulta (a partir de los diecisiete años). Por ejemplo, «no llevan al día la agenda de trabajo».
- El DSM-5 establece que en la etapa adolescente y adulta es necesario cumplir cinco síntomas en vez de los seis necesarios para los niños.
- La edad máxima de diagnóstico se amplía desde los siete (DSM-IV) a los doce años (DSM-5).

- En el DSM-5 no se habla de subtipos, como se hacía en el DSM-IV, sino de especificaciones o presentaciones: inatenta, hiperactiva-impulsiva o combinada.

En el DSM-IV (1994), uno de los requisitos para el diagnóstico de TDAH era que la edad de inicio del trastorno fuese inferior a los siete años. En la práctica se vio que determinados niños, sobre todo los de la presentación inatenta, pasaban inadvertidos para padres y profesores en los primeros años de vida, y cuando estos se percataban de que existía un problema, el criterio de los siete años ya no se cumplía. Es por ello por lo que el DSM-5 (2013) cambia el requisito de la edad de inicio a los doce años. Con esta modificación, los niños con el subtipo inatento pueden ser diagnosticados, aunque sea más tardíamente. Es difícil encontrarnos con casos en los que un chico que jamás ha tenido problemas de concentración, cuyo rendimiento académico ha sido siempre bueno y que no ha tenido problemas de conducta sea diagnosticado de TDAH en la adolescencia tardía.

Russell Barkley, una de las figuras de mayor autoridad en el campo del TDAH a nivel mundial y profesor de la Universidad de Carolina del Sur, argumenta que el nombre que da el DSM a este trastorno es muy ambiguo y no describe fielmente los síntomas que tienen estos chicos y, por tanto, sus dificultades. El nombre que propone como alternativa a esta patología es el de «trastorno por déficit de autorregulación» (*Self-Regulation Deficit Disorder*), ya que para el profesor Barkley, en realidad estos niños tienen dificultades en la autorregulación y la inhibición de sus conductas y no en la atención en sí.

Además del sistema de clasificación DSM, la Organización Mundial de la Salud (OMS) propone la «Clasificación Internacional de Enfermedades» en su décima versión (CIE-10) y denomina al trastorno que nos ocupa «trastorno hipercinético». La CIE es más estricta que el manual americano DSM en cuanto a criterios se refiere, exigiendo un mayor número de síntomas presentes en el niño para poder diagnosticar trastorno hipercinético. De hecho, en 1989 Anna Farré y Juan Narbona encontraron en su estudio en España que la prevalencia estaba entre un 1-2 por ciento de la población infantil. El motivo de estos porcentajes tan bajos comparados con el DSM es que los criterios de la CIE son más estrictos que el manual DSM. Según los estudios de Santosh (2005), el diagnóstico de TDAH, si se utiliza el DSM-IV, es cuatro veces más frecuente que si utilizamos otro sistema de clasificación como el CIE-10.

COMORBILIDAD

El concepto de *comorbilidad* hace referencia a la presentación simultánea de dos o más trastornos. En el caso del TDAH nos encontramos algunos trastornos que suelen ir asociados a él, ya que es un trastorno muy comórbido. Los trastornos más frecuentemente asociados con el TDAH son:

Trastorno negativista desafiante (TND). También se le conoce con el nombre de trastorno oposicionista desafiante (TOD). Según Thomas Brown (2006), un 40 por ciento de los niños con TDAH tienen asociado un trastorno negativista desafiante. Es más frecuente en varones. Suelen ser niños caracterizados por retar constantemente a la figura de autoridad (padres y maestros).

Trastornos específicos del aprendizaje. En torno a un 30-50 por ciento de los niños con TDAH tienen asociado un problema específico de aprendizaje, ya sea de lectura, escritura o matemáticas. Suele afectar más a los chicos que a las chicas.

Trastornos del estado del ánimo. Entre los cuales destacamos la ansiedad y la depresión. Ambos más comunes en chicas. Las niñas que tienen un trastorno de ansiedad tienden a agradar a los demás, sean adultos o compañeros. Son muy complacientes.

Trastorno del espectro autista. El síndrome de Asperger y el autismo, entre otros, pasan a denominarse en el DSM-5 como trastorno del espectro autista. Suelen presentar problemas de comunicación y del lenguaje.

Trastorno del desarrollo de la coordinación. Aproximadamente un 47 por ciento de los niños diagnosticados de TDAH tienen un problema de coordinación.

Como señala César Soutullo, responsable de la Unidad de Psiquiatría Infantil y Adolescente de la Clínica Universidad de Navarra, en torno a un 60-70 por ciento de los pacientes con TDAH presentan un trastorno añadido, mientras que un 40-50 por ciento tienen dos o más. Estos porcentajes se dan si el TDAH no es tratado de manera temprana. En cambio, si la detección y la intervención son precoces, los porcentajes son más bajos en cuanto a la comorbilidad se refiere. Por lo tanto, encontrar casos de TDAH aislados y sin ningún tipo de comorbilidad no es la norma, sobre todo en detecciones tardías.

TRATAMIENTO

El tratamiento en el caso de los niños y adolescentes con TDAH debe ser multidisciplinar. Existen diferentes opciones de intervención que se pueden poner en marcha en función de las necesidades del menor con TDAH. Dado que más adelante en el libro nos centraremos en desarrollar estrategias para poner en marcha desde el ámbito familiar y el escolar, ahora nos centraremos en uno de los ámbitos que más dudas e incertidumbres suele generar a los padres de niños y adolescentes con TDAH: la medicación. Como decíamos, administrar psicofármacos a jóvenes diagnosticados de TDAH ha dado mucho que hablar en los últimos años. Es bastante común que los padres muestren sus reticencias y miedos a medicar a sus hijos. Hay profesionales que se muestran a favor de medicar y otros claramente en contra. Tampoco existe un consenso en cuanto a si es recomendable o no suspender el tratamiento farmacológico en periodos vacacionales (verano, Navidad) o incluso los fines de semana.

Los niños con TDAH tienen déficits en dos importantes neurotransmisores cerebrales: dopamina y noradrenalina. Tienen una menor liberación de estos dos neurotransmisores a nivel cerebral. La medicación actúa sobre estos receptores, lo que mejora y potencia los niveles de atención y autocontrol, mejora la inhibición de impulsos y aumenta la motivación del niño. La dopamina tiene mayor actividad en regiones anteriores del cerebro y mejora la atención sostenida y el control inhibitorio de las personas. En cambio, la noradrenalina está ubicada en zonas parietales posteriores y su función es más de filtrado de la información.

En algunos estudios se ha comprobado que el uso de medicación con niños que han sido diagnosticados de TDAH es eficaz en un 80 por ciento de los pacientes, lo cual indica un porcentaje bastante elevado. Además, apenas tiene efectos secundarios. Solo en un 20 por ciento de los niños con TDAH que toman medicación no se observa beneficio alguno en ninguno de sus ámbitos. La medicación es una medida puntual para amortiguar los síntomas. Solamente un porcentaje muy bajo de niños, que está en torno al 10-15 por ciento, necesita tratamiento farmacológico de por vida. En este bajo porcentaje del que hablamos, encontramos chicos que, además de estar diagnosticados de TDAH, suelen tener otros trastornos asociados de tipo conductual, como el trastorno negativista desafiante, trastorno de conducta o problemas de control de impulsos. Se les medica de por vida para atenuar y controlar su impulsividad.

El metilfenidato se sintetizó en el año 1945 y lleva comercializado en España más de tres décadas, concretamente desde 1981. De lo que aún no se tienen datos es del efecto a largo plazo de este tipo de estimulantes. Se desconoce cómo se encontrarán los chicos que hoy en día están medicados cuando tengan cuarenta o cincuenta años o estén en la etapa de senectud. Como dato estadístico, en 1995 más de 2,6 millones de niños tomaban psicoestimulantes en Estados Unidos. En ese mismo año, Estados Unidos consumía el 90 por ciento de la producción mundial de metilfenidato. Hoy en día, el consumo de metilfenidato está más normalizado en Europa y, en concreto, en nuestro país.

Como señala la catedrática de Psicología Evolutiva y de la Educación, Ana Miranda Casas, la administración de medicación en niños con TDAH mejora algunas de las funciones ejecutivas, como son la memoria de trabajo y la tolerancia a la frustración. Sin embargo, otras funciones ejecutivas, como la capacidad de organización y planificación, no se ven mejoradas significativamente por la medicación. Por otra parte, los psicoestimulantes no solo tienen beneficios en las funciones ejecutivas de los niños con TDAH, sino también efectos positivos indirectos en el rendimiento académico y social. Como dice Miranda, «el psicoestimulante no enseña, lo que sí que hace es facilitar la eficacia de la labor educativa de la familia y de la sociedad».

La familia debe valorar el balance coste-beneficio de los psicoestimulantes, es decir, comprobar si con la medicación existe una mejora significativa en la conducta, sociabilidad y rendimiento, o si por el contrario este tipo o esa cantidad de medicación no son efectivos.

Existen varias opciones en cuanto a los tipos de fármacos a administrar en los casos de TDAH:

- **Fármacos psicoestimulantes (metilfenidato).** Funcionan en áreas anteriores del cerebro y aumentan a corto plazo los niveles de dopamina y noradrenalina en el cerebro. Marcas comerciales: Rubifén®, Medikinet®, Concerta®, Ritalín ® y Equasym®. Posibles efectos secundarios: falta de apetito, insomnio, dolor de cabeza (cefaleas) y tics.
- **Fármacos no psicoestimulantes (atomoxetina).** Funcionan en áreas posteriores de nuestro cerebro y actúan sobre la noradrenalina. Marca comercial: Strattera®. Posibles efectos secundarios: falta de apetito, dolor de cabeza, somnolencia y dolor abdominal.
- **Lisdexanfetamina.** Es una forma de anfetamina que actúa sobre la dopamina. Marca comercial: Elvanse®.

En líneas generales, podemos decir que el metilfenidato tiene un inicio de acción rápido, ya que entre treinta y sesenta minutos después de su ingestión se notan sus efectos. Los medicamentos que contienen metilfenidato actúan sobre la dopamina. En cambio, los primeros efectos de la atomoxetina (no estimulante) tardan entre dos y cuatro semanas en notarse. En este caso actúa sobre la vía noradrenérgica y como efecto reduce la impulsividad. Según las Naciones Unidas, entre los años 2000 y 2011 el consumo de psicoestimulantes en nuestro país se ha multiplicado por veinte, lo que refleja un aumento exponencial del uso de este tipo de psicofármacos. En Estados Unidos, dicho aumento se ha visto multiplicado por cuatro. Otro dato relevante es que el gasto farmacéutico en psicoestimulantes en toda la Comunidad de Madrid entre 2005 y 2008 se ha multiplicado por cinco.

CAPÍTULO 5

LA ATENCIÓN COMO PROCESO PSICOLÓGICO

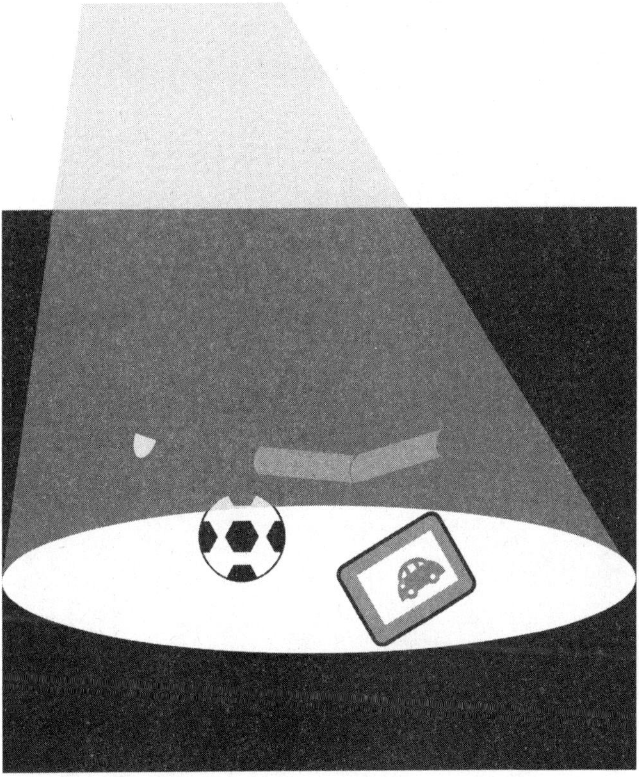

LA ATENCIÓN EN LA VIDA COTIDIANA

Óscar es un chico preadolescente de sexto de primaria que se encuentra en clase de Educación Física. Hoy está con sus compañeros en el patio del colegio jugando al fútbol. Además de esta circunstancia, en el campo de al lado se encuentran los alumnos de secundaria que están disfrutando de su tiempo de descanso después de una dura mañana de exámenes. Entre los alumnos de secundaria se encuentra María, la chica que le gusta a Óscar, aunque jamás se ha atrevido a decirle nada. Óscar debe estar muy atento a la actividad que están haciendo en clase, pues se juega la evaluación trimestral. Son muchos los tipos de atención que se ponen en marcha en esta situación. Por un lado, Óscar ha activado su *atención selectiva* para elegir aquel estímulo del ambiente que es más relevante para él en ese momento: la clase de Educación Física. Una vez que ha realizado la selección, debe focalizarse en dicha tarea, ignorando e inhibiendo el resto de los estímulos que ocurren alrededor de él (atención focalizada). Dado que el partido de fútbol dura los cuarenta y cinco minutos de la clase, está poniendo en marcha la atención sostenida, mediante la cual Óscar es capaz de centrar su atención en una tarea durante un tiempo prolongado. Pero no todo es tan sencillo. El hecho de que María esté muy cerca de Óscar hace que este tenga activa su atención dividida, ya que está atendiendo a dos estímulos prioritarios a la vez (el partido de fútbol y a María). Por este motivo le están metiendo muchos goles en la clase. Pero eso no es todo. Alberto, el profesor de Educación Física, ha comentado a sus alumnos que cada dos minutos hará sonar su silbato, y eso querrá decir que los chicos pasarán de jugar al fútbol a jugar al balonmano. Esto ocurrirá cada dos minutos, por lo que la atención alternante de los alumnos de clase también estará activa.

Con este sencillo y cotidiano ejemplo vemos los diferentes tipos de atención que tenemos y lo complejo que es este proceso psicológico, aunque creamos que es algo sencillo e involuntario. Entremos en materia.

¿QUÉ ES LA ATENCIÓN?

Cuando tengo que explicarles a mis alumnos en clase qué es la atención y cómo funciona dicho proceso psicológico, siempre les hago la misma pregunta: ¿a qué estímulos podéis prestar atención en este preciso momento? Muchos de ellos me dicen que están prestando atención a lo que yo estoy diciendo, pero verdaderamente hay una gran cantidad de estímulos a los que también pueden atender. Entonces, alguno suele decir que también puede prestar atención a lo que sucede en la calle mirando a través de las ventanas. Y los alumnos se empiezan a animar... Pueden contar el número de chicas que hay en el aula, el número de chicos que llevan gafas, cuántos llevan alguna prenda verde, el ruido que hace el proyector, etc. Con este sencillo ejercicio comprobamos que los estímulos a los que podemos atender en un momento y lugar determinados son prácticamente infinitos. Y eso que aún no hemos comentado que también se puede prestar atención a los estímulos internos, es decir, a nuestros pensamientos, fantasías, planificar lo que vamos a hacer por la tarde, a quién tengo que llamar por teléfono de manera urgente, si tengo hambre, o algún dolor localizado en el cuerpo. Por lo tanto, el ambiente está cargado de potenciales estímulos externos a los que podemos atender, sin olvidarnos de los internos.

Vamos a utilizar un símil para entender cómo funciona la atención. Este proceso psicológico es como un foco de luz que va iluminando diferentes objetos, estímulos y situaciones y deja en la penumbra los estímulos que no son iluminados por el foco. En el caso del TDAH, nos encontramos con la dificultad añadida de que, a menudo, ese foco recibe llamadas de otros estímulos que están en la penumbra para que también les ilumine, con lo que constantemente se está cambiando el estímulo al que se atiende. Los niños con TDAH tienen un foco muy inconstante y fácilmente cambiante.

El psiquiatra y profesor de Neurociencia Cognitiva en la Universidad de California en Los Ángeles (UCLA) Joaquín Fuster define la atención como la utilización de los recursos limitados del sistema nervioso para una función cognitiva o emocional concreta. Dado que las funciones cerebrales son limitadas, el cerebro debe optimizar los recursos que tiene para conseguir el máximo beneficio. El profesor Fuster señala que existen dos aspectos a tener en cuenta en el proceso psicológico de la atención. En el caso de los niños con TDAH, ambos están afectados en mayor o menor medida, aunque los dos son necesarios para una correcta concentración del niño. Se podrían definir como las dos caras de una misma moneda:

Aspecto inclusivo. Consiste en focalizar y concentrarse en una parte de la realidad o estímulo. Por ejemplo, los esfuerzos que realiza Miguel, un niño de siete años, para concentrarse en los deberes que tiene para esta tarde pertenecen al aspecto inclusivo de la atención.

Aspecto exclusivo. Son todos los mecanismos inhibidores que ponemos en marcha para evitar perder nuestra concentración en la tarea que estamos haciendo. Continuando con el ejemplo de Miguel, serían los esfuerzos que realiza el niño para evitar hacer caso a estímulos que no tienen que ver con sus deberes. Existen dos tipos de estímulos que le pueden hacer desconcentrarse de la tarea: los que interfieren en sus deberes, como, por ejemplo, los dibujos que está viendo su hermano en la televisión, y los impulsos internos, como que el niño se levante y vaya a la nevera porque tiene hambre. El aspecto exclusivo es lo que hace al niño vulnerable a la distracción.

La profesora de la Universidad de Murcia, Julia García Sevilla, entiende la atención como un mecanismo que pone en marcha una serie de procesos y operaciones que nos permiten ser más receptivos a los estímulos y sucesos del ambiente para poder realizar una tarea y conseguir nuestros objetivos de una manera más eficaz. Los procesos atencionales no son innatos en el ser humano, sino que son aprendidos y requieren de muchas horas de práctica para desarrollarlos al máximo de su potencial.

La atención, como el resto de los procesos psicológicos, no funciona de una manera aislada e independiente, sino que está en continua relación y coordinación con dichos procesos, entre los cuales podemos destacar la percepción, la motivación, la memoria, la emoción y el aprendizaje. Por poner un ejemplo cotidiano, para que yo pueda prestar atención a una charla sobre un determinado tema es necesario no solamente que sepa y pueda poner en marcha los diferentes tipos y mecanismos de atención, sino también que el tema de la charla me guste (motivación), que la pueda ver o escuchar (percepción), que esté dispuesto a formarme en la materia (aprendizaje), que me suscite algún tipo de sentimiento positivo (emoción), etc. Por tanto, los procesos psicológicos no son compartimentos estancos e impermeables, sino que están relacionados entre sí.

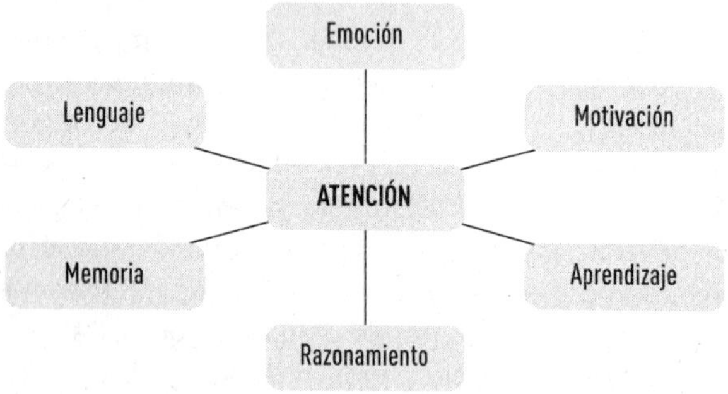

Debemos ser conscientes de que vivimos en un entorno con una gran cantidad de estímulos y reclamos publicitarios, pero nuestra atención es limitada, y por tanto no podemos atender a todos los estímulos del ambiente a la vez, debiendo elegir a qué atendemos en función de nuestras motivaciones, objetivos y satisfacciones personales. Recordemos en este punto el símil del foco; no es posible que el foco capte todos los estímulos del paisaje, solamente aquellos a los que ilumina.

¿Existen diferencias entre niños y niñas a la hora de prestar atención? Los estudios científicos concluyen que no existen diferencias significativas y generalizadas en la manera y calidad de prestar atención en función del sexo, a diferencia de lo que se piensa popularmente. En lo que sí difieren es en los estímulos o tareas a los que prestan atención. Generalmente, los niños se sienten atraídos por tareas de mucho movimiento y contacto, mientras que las niñas prefieren actividades más tranquilas y de juego simbólico, pero son solo estadísticas y conclusiones generales.

Los niños y adolescentes con TDAH tienen dificultades para mantener la atención ante una tarea o estímulo (*atención sostenida o ejecutiva*), sobre todo si les resultan monótonas y poco atractivas. Cuando en clase se les propone hacer un problema de matemáticas o un esquema de sociales y esto les supone un coste importante, además de no ser nada motivante, rápidamente se aburren y abandonan la tarea. En cambio, en aquellas tareas que les resultan más motivantes, como pueden ser jugar al fútbol, las videoconsolas o ver la televisión, pueden estar horas con ellas, ya que las encuentran muy atractivas y reforzantes. Una queja habitual de muchas madres y padres es que sus hijos no hacen sus deberes o los hacen a regañadientes, pero luego aguantan horas jugando a los videojuegos. La explicación es muy sencilla, aunque hiriente para algunos padres: los niños se sienten más motivados y atraídos por los videojuegos que por realizar las tareas escolares. Por ello, las tareas que les presentemos a los menores, sean de tipo escolar o no, deben ser propuestas de una manera atractiva y motivante para ellos. Habitualmente es en la concentración donde su rendimiento está por debajo de lo normal, en comparación con sus compañeros de clase.

CONCENTRACIÓN Y ATENCIÓN

En la vida cotidiana tendemos a confundir y a utilizar como sinónimos los conceptos de concentración y atención. Es verdad que tienen algunas características en común, pero difieren también en otros aspectos. La gran mayoría de las veces que ponemos en marcha la concentración, lo hacemos de manera voluntaria, ya que se trata de una función ejecutiva, que como ya vimos, se localiza en la corteza prefrontal (cerebro amarillo). Sin embargo, la atención es un proceso involuntario, automático e inconsciente que se localiza en el cerebro rojo o de supervivencia. En mi humilde punto de vista, los niños y adolescentes con TDAH no suelen tener dificultades en la atención, sino más bien en la concentración. Veamos las características y diferencias entre estos dos conceptos de una manera más detenida:

Atención

El proceso atencional se pone en marcha de una manera inconsciente y automática. La atención sería un proceso involuntario y externo que se activa cuando el estímulo capta nuestra atención por ser novedoso, sobresaliente o por estar nuestra supervivencia en peligro. Las características físicas de los estímulos, como son el tamaño, el color y el movimiento, pueden favorecer que capten involuntariamente nuestra atención y nos fijemos en ellos. Las investigaciones han demostrado que un estímulo en movimiento capta más y mejor la atención que aquellos que son estáticos. Nuestra atención solo se fijará en estímulos que sean llamativos, importantes o necesarios para nuestra supervivencia. Por ejemplo, si vamos por la calle y vemos un señor con un traje de luces, ese hecho hará que nos fijemos en él, ya que es un estímulo novedoso y poco frecuente. En este tipo de atención involuntaria, los niños con TDAH no tienen ningún tipo de dificultad. A ellos también les llamaría la atención ver al torero por la calle. Como explica el profesor Francisco Mora en su libro *Neuroeducación. Solo se puede aprender aquello que se ama*, lo que abre las ventanas de la atención es el mecanismo emocional de la curiosidad.

Si cultivamos la curiosidad en nuestros hijos y alumnos, podemos conseguir que el niño aprenda y memorice para poder adquirir un conocimiento explícito y consciente. Evolutivamente hablando, podemos decir que todos los animales tienen este tipo de atención involuntaria, es decir, se muestran atraídos, quieran o no, por estímulos que son básicos para su supervivencia. Una cebra que va a cruzar por un río comprueba antes de hacerlo que no existe ningún cocodrilo a la vista, ya que su supervivencia está en juego.

Concentración

El acto de concentrarse es siempre voluntario y consciente, motivo por el cual requiere de una motivación e implicación por parte de la persona. En ocasiones, el niño no encuentra la tarea atractiva, pero sí que ve un refuerzo en realizarla o «quitársela de encima». Puede que haga dicha tarea para evitar que sus padres le regañen por no hacerla o le dejen sin hacer algo que le guste, como puede ser ir a un cumpleaños de un amigo de clase. La concentración es un acto interno, sale de la propia persona, aunque los reforzadores puedan ser externos. Si el niño está en su habitación estudiando con la puerta abierta y escucha que su padre está viendo un partido de fútbol, este estímulo captará involuntariamente la atención del niño. Acto seguido entra en juego la concentración, que es más dependiente de la voluntad del niño. Por muy motivado que el niño esté por ver el partido, si sabe que tiene que seguir estudiando para el examen de mañana y necesita silencio y tranquilidad, cerrará la puerta de su habitación para poder seguir concentrado en la tarea. Por este motivo, decimos que la concentración está muy relacionada con la voluntad y la perseverancia. El ejemplo que acabamos de poner no es sencillo ni frecuente verlo en niños con TDAH, puesto que se dejan llevar más por lo que les apetece hacer que por lo que deben hacer. Como señala José Ángel Alda, jefe de sección de Psiquiatría Infantil del Hospital Sant Joan de Déu de Barcelona, la atención depende más de factores externos, como puede ser el profesor, las nuevas tecnologías o lo atractivo de la tarea, mientras que la concentración depende más del mundo interior del niño y de su voluntad.

TIPOS DE ATENCIÓN

La profesora Julia García Sevilla explica que existen cuatro tipos de atención que han sido descritos desde las teorías y modelos más clásicos. Veamos estas modalidades de una manera más detenida.

Atención selectiva

Este tipo de atención se pone en marcha cuando el ambiente nos demanda dar respuesta a un solo estímulo, aunque en el entorno confluyan varios a la vez. Requiere que seleccionemos del ambiente aquel estímulo o tarea que nos interese en ese preciso momento. En tal situación hay muchos estímulos, pero debemos atender a uno solo, bien porque sea novedoso y requiera toda nuestra atención, bien porque los demás sean irrelevantes para la tarea que estamos realizando. Es un tipo de atención consciente y voluntaria, aunque a veces es el propio estímulo el que capta nuestra atención. Un ejemplo de la vida cotidiana en donde ponemos en marcha nuestra atención selectiva se da cuando estamos en la playa y decidimos voluntariamente leer una novela, centrando toda nuestra atención en el libro y dejando a un lado otros estímulos que en ese momento son irrelevantes (conversación que están teniendo nuestros amigos, el castillo de arena que hacen nuestros hijos, la gente que pasea por la orilla, etcétera).

Atención focalizada

Se refiere a la capacidad que tenemos de centrarnos y focalizarnos en un solo estímulo, para lo cual también necesitamos inhibir el resto de los estímulos y las posibles distracciones. La atención selectiva y la focalizada son dos procesos que suelen ir juntos y son complementarios. Selecciono del ambiente aquel estímulo que me parece relevante para después focalizarme en él.

Veamos el siguiente ejemplo. Juan está en una fiesta y de repente se le acerca una chica que quiere conversar con él. En esa situación concreta existen una gran cantidad de estímulos ambientales, como son la música, la conversación con la chica, el ruido, otras charlas, etc. Juan debe elegir a qué estímulos va a prestar atención, por lo tanto es una tarea de atención selectiva. Debe elegir entre estar atento al diálogo que mantiene con la chica, a la música que suena o a otras conversaciones que hay a su alrededor. En función de los intereses que tenga, elegirá unos u otros. Una vez que ha realizado su proceso de selección, que le ha llevado, supongamos, a atender a la chica, Juan focaliza todas sus energías atencionales en la conversación que tiene con ella, inhibiendo otros estímulos irrelevantes (música, otras charlas, la gente que baila, etcétera).

Atención sostenida o continuada

Es un tipo de atención que nos exige estar atentos durante un tiempo a un estímulo o tarea. Requiere de una alta persistencia por parte de la persona. Además de mantener la atención en la tarea durante largos periodos de tiempo, es necesario que los procesos inhibitorios también funcionen a la perfección para evitar caer en esos estímulos que nos distraen. Mantener la atención durante un tiempo no es fácil, ya que en muchas ocasiones, estas tareas son muy monótonas y aburridas. La atención sostenida está ubicada en la parte anterior del cerebro, por tanto, es ejecutiva (corteza prefrontal).

Un ejemplo de tarea de atención sostenida se da cuando nuestros hijos están estudiando varias horas en su habitación para los exámenes. Durante mucho tiempo están prestando atención a un mismo estímulo y manteniéndola en él: por ejemplo, el examen de Naturales de mañana. Otro ejemplo de atención sostenida aplicado al ámbito profesional lo representan los controladores aéreos, que deben estar mucho tiempo manteniendo su atención en una tarea tan importante para la seguridad de los pasajeros y tripulación como monótona y aburrida.

Según José Antonio Portellano, profesor titular del departamento de Psicobiología de la Facultad de Psicología (Universidad Complutense de Madrid), la atención sostenida es un tipo de atención focalizada que se mantiene durante segundos o minutos. La diferencia no está en el tipo de tarea, sino en la duración de la misma. En la práctica es difícil establecer cuándo deja de ser una tarea de atención focalizada y pasa a ser de atención sostenida. Una de las pruebas estandarizadas más utilizadas para evaluar la atención sostenida es el Test de Percepción de Diferencias, comúnmente conocido como test de caras, del que ya hemos hablado. En él se entiende que la atención sostenida comienza a partir de los tres minutos.

Atención dividida

Este tipo de atención se pone en marcha cuando la situación nos demanda prestar atención a dos o más estímulos simultáneamente. Podemos decir que es un tipo de atención contraria a la focalizada, ya que la dividida demanda repartir los recursos, mientras que la focalizada exige exclusividad sobre un único estímulo. La atención dividida se localiza en el lóbulo frontal, y por tanto, es ejecutiva. Una manera de comprobar la atención dividida de un niño consiste en pedirle que realice dos actividades a la vez, como, por ejemplo, escribir un cuento mientras recita las tablas de multiplicar en voz alta.

Contrariamente a lo que piensa la mayoría de la gente, los estudios científicos han demostrado que no existen diferencias significativas entre hombres y mujeres en relación con la atención dividida, es decir, que las mujeres no tienen una mayor capacidad que los hombres para realizar varias tareas a la vez, como refleja el mito popular. El número de tareas que se pueden llevar a cabo simultáneamente y la eficacia de su ejecución durante una actividad de atención dividida van a depender del grado de automatización de las diferentes tareas que estén en marcha.

Uno de los ejemplos clásicos de la atención dividida es conducir un coche. Una vez que hemos dejado de ser conductores noveles y tenemos cierta práctica en la conducción, podemos poner en marcha la atención dividida mientras conducimos, es decir, tenemos la capacidad de conducir y a la vez hacer otras cosas simultáneamente: hablar con nuestra pareja, escuchar música, cantar, ir pendientes del tráfico y los semáforos, encendernos un cigarrillo, etc. No podemos realizar actividades de atención dividida con tareas novedosas. En el momento en que nos encontramos con un estímulo novedoso, como pueda ser un atasco o un campo que está en llamas, pasaremos de una atención dividida a una focalizada (nos centramos en un solo estímulo que es relevante). El estímulo novedoso requiere todo nuestro interés.

En muchas ocasiones, para que podamos realizar actividades de atención dividida es necesario que estas sean rutinarias o automáticas, es decir, que tengamos experiencia en la tarea. Nos resultaría imposible dedicarnos a dos quehaceres novedosos al mismo tiempo, ya que uno nuevo nos exige el máximo de nuestra atención para poder llevarlo a cabo correctamente.

El profesor José Antonio Portellano añade dos tipos de atención más.

Atención alternante

Se pone en marcha cuando el niño tiene que hacer dos tareas, pero no a la vez, sino que se van alternando. Realiza la tarea A y después la B. Por ejemplo, a un grupo de niños se les dice que cuando suene la música en clase, tienen que contar de cien para atrás de dos en dos, y cuando la música se pare, tienen que ponerse a describir a su mejor amigo. Son dos tareas que no tienen nada que ver y que no se realizan simultáneamente, como ocurre en la atención dividida. Ante una señal, como puede ser parar la música o dar una palmada, se tiene que cambiar la actividad.

Muy relacionado con este tipo de atención tenemos el concepto de flexibilidad atencional, que se refiere a la capacidad de una persona para cambiar su foco de atención de un estímulo a otro. Es un tipo de atención que se puede mejorar con la práctica. Por ejemplo, si estoy haciendo una actividad en la que tengo que estar concentrado y un estímulo llama mi atención, al regresar a mi tarea principal la velocidad de mi atención será menor y, por tanto, me va a costar más volver a concentrarme. En general, los niños tienen menor flexibilidad atencional que los adultos. No debemos confundir la flexibilidad atencional con la flexibilidad cognitiva. Esta última tiene que ver con cambios de comportamiento y se explicará con detenimiento en el capítulo de funciones ejecutivas.

Atención excluyente o de inhibición

Este tipo de atención se pone en marcha cuando necesitamos inhibir determinados estímulos o respuestas que no son relevantes para nuestra tarea o que están automatizadas. La actividad clásica para demostrar la atención excluyente es el *efecto Stroop*. Se presenta al niño un listado de palabras impresas en un color diferente cada una (azul, rojo, verde, amarillo, negro, etc.), y aquel debe decir el color en que está impresa cada palabra. A priori, puede parecer sencillo. La dificultad está en que las palabras que aparecen en la hoja son nombres de colores, por lo que hay una interferencia entre lo que tiene que decir el niño (el color de la tinta de la palabra) y la palabra en sí (que debe evitar leer). Como os podéis imaginar, la tarea es bastante complicada, sobre todo al principio, ya que exige una capacidad de inhibición importante. Las personas tenemos automatizadas la tarea de leer y no estamos acostumbrados a decir el color en que está escrita la palabra. En el efecto Stroop ponemos en marcha la atención excluyente, puesto que tenemos que inhibir la tarea automatizada (leer la palabra) y, en su lugar, debemos decir el color en que están escritas las palabras (tarea novedosa y ejecutiva).

DESARROLLO EVOLUTIVO DE LA ATENCIÓN

Hasta ahora hemos visto qué es la atención y los diferentes tipos de procesos atencionales que podemos poner en marcha, pero ¿qué tipo de actividades va desarrollando el niño a lo largo de los primeros años? Aquí veremos de manera resumida algunos de los hitos que van alcanzando los niños en los primeros años de vida. Debemos recordar que la atención es un constructo que se aprende en base a la experiencia y a la estimulación que vayan ofreciendo padres, maestros y profesionales. Nos serviremos del libro de Julia García Sevilla titulado *Cómo mejorar la atención del niño* para explicar este apartado.

Desde el momento del nacimiento y a lo largo de los primeros meses de vida, la atención es básicamente reactiva, inconsciente y automática. El bebé responde mirando o escuchando determinados estímulos, pero de una manera muy básica y reactiva. Por ejemplo, se ha demostrado científicamente que los bebés responden agitadamente ante estímulos fuertes y sonoros, como puede serlo un golpe. Se puede comprobar que en estas ocasiones, el ritmo cardiaco del bebé se acelera. En cambio, si oye a su madre hablar de manera tranquila y afectuosa o escucha una pieza de música clásica, esto le relaja y disminuye su ritmo cardiaco. En estos primeros meses estamos dentro de lo que Jean Piaget denominó el «periodo sensoriomotor», lo que implica que la gran mayoría de los aprendizajes que hacen los niños desde el nacimiento hasta los dos años de edad se deben a sus *gnosias* (percepciones a través de sus diferentes sentidos) y *praxias* (movimientos, conductas, etc.). Una de las muchas maneras que tenemos de desarrollar y potenciar la atención en niños de hasta medio año consiste en colocarnos delante de ellos para hablarles, cantarles, enseñarles diferentes objetos con diferentes texturas, formas y colores, etc. A lo largo de los meses, la atención irá pasando de ser reactiva e inconsciente a ser más voluntaria y consciente. Este cambio en el tipo de atención va muy ligado a la maduración del sistema nervioso y, en concreto, del cerebro.

Alrededor del primer año de vida aparece uno de los mayores hitos en el desarrollo evolutivo del niño: comienzan a andar sin la ayuda de sus padres. Este hecho extraordinario ocurre en torno al año, y a la vez, en él aparece una motivación importante de explorar y mostrarse curioso ante su entorno y los objetos que lo componen. En torno a esta etapa es cuando los padres realizan juegos como el cucú-tras-tras, o esconden cosas y se preguntan dónde están, para favorecer los procesos atencionales y de orientación del pequeño. A partir del año, el área de lenguaje adquiere una gran relevancia, y entre el primero y el segundo año de vida se experimenta un cambio exponencial en cuanto a lenguaje se refiere. Con esta capacidad en pleno auge, se puede estimular a los niños para que presten atención a diferentes objetos y aprendan a nombrarlos.

En estos primeros años de vida es de suma importancia que nuestros pequeños tengan la posibilidad de explorar los objetos y juguetes de múltiples maneras en cuanto a los sentidos se refiere. Recuerdo que cuando trabajaba de orientador en un colegio, los miembros del Departamento de Orientación solíamos organizar un taller multisensorial para los alumnos de Educación Infantil. En este taller, el objetivo es que los chiquillos tengan la oportunidad de experimentar y vivir las sensaciones que producen determinados estímulos por una sola vía sensorial. Dado que el sentido que más desarrollado tenemos es, con diferencia, la vista, se les tapaba los ojos con un antifaz. De esta manera, tenían que reconocer con sus manos qué objetos estaban tocando (arroz, hojas, gelatina, etc.), oliendo (chocolate, jabón, naranjas, etc.) y saboreando (azúcar, nubes y limón). Para los sentidos de la vista y del oído, podían hacer los diferentes ejercicios sin el antifaz, observando algunas ilusiones ópticas e intentando reconocer algunos animales y objetos de la vida cotidiana con unos auriculares. Estas experiencias, además de favorecer la percepción, tienen el objetivo de estimular la atención en sus diferentes experiencias sensoriales. Esta actividad no solo es recomendable con niños pequeños, sino que sería interesante hacerla a lo largo de todo el ciclo vital.

En torno a los dos o tres años de edad es recomendable leerles cuentos con imágenes que les resulten muy atractivas. Un aspecto que va a favorecer que el niño nos preste más atención es el tono de voz que utilicemos. Si queremos mantenerle atento, necesitamos entonar de manera adecuada nuestra voz, haciendo pausas en momentos concretos, preguntándole por algunas cuestiones del cuento del tipo: ¿cómo se llama el niño?, ¿dónde está el gato?, ¿de qué color es la casa? En algunas ocasiones, con que nos señalen lo que les estamos preguntando será suficiente.

Podemos aprovechar para trabajar la inteligencia emocional de nuestros hijos haciéndoles preguntas sobre estados emocionales de los personajes del cuento del tipo ¿cómo se siente?, ¿por qué está triste el niño? o ¿en qué momentos tú estás tan alegre como el personaje principal? En torno a los dos o tres años es importante que favorezcamos las diferentes situaciones donde haya interacción social, como, por ejemplo, cumpleaños, parques, jugar con amigos, etcétera.

Los niños de tres o cuatro años tienen una mayor capacidad para realizar tareas de atención selectiva y focalizada, es decir, que son capaces de seleccionar de entre muchos estímulos aquella información que consideran más relevante e inhibir aquellos estímulos distractores. A esta edad, los niños son capaces de encontrar a un familiar entre la multitud y un juguete en el cesto de los juegos.

Entre los cuatro o cinco años de edad, los niños adquieren una mayor capacidad de inhibición, es decir, controlan mejor sus impulsos. Como se verá más detenidamente en el próximo capítulo, el psicólogo Walter Mischel realizó un estudio para evaluar el autocontrol, en donde se comprobaba si el pequeño era capaz de retrasar la gratificación de una nube o caramelo para conseguir un premio doble. Pues bien, es en torno a los cuatro o cinco años cuando los niños adquieren una capacidad inhibitoria importante. Antes de esta edad es bastante complicado que sean capaces de no caer en la tentación que supone tener una chuche enfrente de ellos. Además de la mejora en lo que Joaquín Fuster denomina el aspecto exclusivo de la atención, los críos de cuatro y cinco años son más efectivos en el cambio de su foco de atención. A estas edades pasan de un estímulo al que estaban prestando atención a otro con mayor facilidad y efectividad. Ejemplos de actividades que se pueden plantear a estas edades son encontrar las diferencias que hay entre dos dibujos o imágenes, encontrar la parte que le falta o le sobra a una imagen (por ejemplo, mostrándole un dibujo de un gato con tres patas, un coche sin una rueda o un teléfono sin algunos números), copia diferida de un dibujo, dominós infantiles, recortar contornos de dibujos con punzones o con tijeras, contar el número de objetos o figuras geométricas que aparecen en una imagen, las cartas (el uno y baraja española), puzles, libros de pegatinas, etcétera.

Sin lugar a dudas, a lo largo de los seis primeros años de vida es cuando podemos estimular de manera óptima los diferentes tipos de atención en el niño. Tampoco debemos olvidar que la atención es un constructo que tenemos que seguir trabajando y potenciando a lo largo de toda la vida. A mayor experiencia y ejercitación en una actividad, mayor automatización y menores recursos atencionales consumirá esta. Desde el punto de vista ontogenético (desarrollo evolutivo), los diferentes tipos de atención de los niños de entre cuatro y siete años han experimentado una gran evolución y mejora.

Es a partir de los seis años, momento en que se adquiere el proceso de lectoescritura, si no antes, cuando se pueden utilizar muchas actividades que implican la lectura y la escritura para trabajar los diferentes tipos de atención. Ejemplos de aquellas son las sopas de letras, crucigramas, palabras encadenadas, sudokus sencillos, palabras que sean de determinado color o que empiecen por determinada letra, veo, veo, jugar al ahorcado, etcétera.

FACTORES QUE DETERMINAN LA ATENCIÓN

Además de los diferentes tipos de atención que existen, es importante saber que hay algunos componentes o variables que van a influir en la eficacia de la atención y que por tanto, debemos tener en cuenta:

Presencia de un estímulo novedoso. Ante un estímulo nuevo o sorprendente, solemos dar una respuesta de orientación, es decir, que en milésimas de segundo damos la respuesta involuntaria de girarnos hacia donde está el estímulo. Por ejemplo, los niños, cuando están en clase y alguien llama a la puerta, dan una respuesta de orientación, que consiste en desviar su mirada en dirección a la puerta para ver quién es y qué necesita. Incluso las personas ciegas se giran para atender a un estímulo que está detrás de ellos, ya que se trata de una reacción innata. La respuesta de orientación se da en los recién nacidos. Podemos decir que es uno de los primeros tipos de atención que tenemos cuando somos neonatos. Es una respuesta refleja y básica. Por ejemplo, los recién nacidos muestran respuesta de orientación ante determinados estímulos que son estridentes.

Características físicas del estímulo. Como ya hemos comentado antes, en función de las características del estímulo y del contexto en que se produce, este captará mi atención o no. Por ejemplo, los publicistas saben bien que los estímulos coloridos llaman más la atención que los de blanco y negro. Existen una serie de características de los estímulos que favorecen que las personas prestemos atención a ellos, como son el tamaño (a mayor tamaño, mayor atención), la posición (la parte superior izquierda es la que más capta nuestra atención), la novedad y la relevancia.

Intereses y expectativas. Las motivaciones que tenemos las personas influyen para que prestemos mayor atención a unos estímulos que a otros. Las expectativas positivas suelen favorecer que estemos predispuestos a una mayor atención, por lo menos al principio. El lector puede pensar en las diferentes maneras que tenemos de «encarar» una película o un libro en función de las expectativas que tenemos depositadas en ellos. Ante una película en la que teníamos altas expectativas y cuyo comienzo no nos gusta, la atención bajará irremediablemente.

Estado del organismo. Determinados estados del organismo van a influir no solo en la capacidad atencional de la persona, sino también en su capacidad cognitiva. Por ejemplo, una persona que acaba de llegar a casa de trabajar va a tener la atención y el resto de las capacidades cognitivas sensiblemente disminuidas.

Arousal. Es el estado fisiológico de alerta tanto del sistema nervioso central como del sistema nervioso autónomo ante una tarea en un determinado momento. Existen diferencias entre las personas en cuanto al nivel de arousal. Rendimos mejor con un nivel medio o medio-alto. La relación entre arousal y rendimiento es conocida como la «ley de Yerkes-Dodson». Si los niveles de arousal son bajos, nos cuesta más concentrarnos. En cambio, si son medios, nos resultará más sencillo prestar atención. A partir de cierto punto, la atención comienza a disminuir. El arousal se puede entender como una predisposición. Un niño con TDAH, aunque nuestra lógica nos lleva a pensar que tiene un nivel de arousal alto por su hiperactividad, en realidad lo tiene bajo. Uno de los motivos de la administración de psicoestimulantes es regular su nivel de activación o arousal.

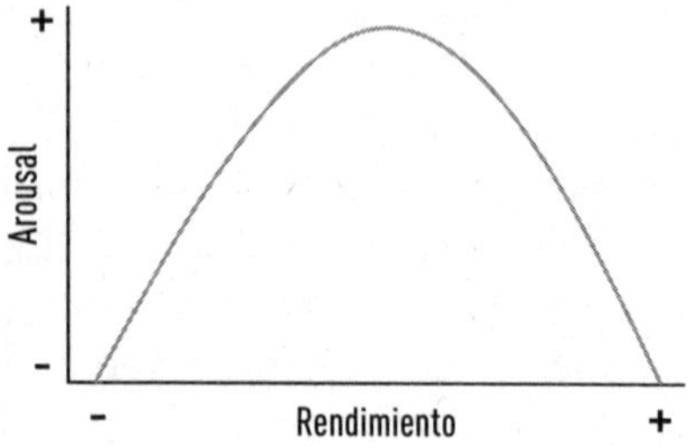

Ya hemos comentado que la atención tiene una relación importante con la motivación. Podemos decir que el nivel de arousal es el que menos relación tiene con la motivación. Dicho nivel es bajo cuando estamos tranquilamente tumbados en la playa, mientras que es alto cuando estamos haciendo una actividad que requiere una alta activación, como, por ejemplo, jugar al mus. El nivel de arousal siempre está activo, incluso cuando dormimos, aunque el nivel, en este caso, es bajo. Cuando tenemos un alto arousal, se activa la formación reticular de nuestro cerebro y, por tanto, estamos en alerta.

Estrés, consumo de drogas y privación de sueño. Diversas alteraciones psicológicas, como pueden ser el estrés, la ansiedad y la depresión, provocan una disminución en el foco de la atención. Lo mismo ocurre cuando la persona ha consumido alcohol o cualquier otro tipo de drogas. Este es uno de los motivos por los que es muy peligroso conducir un coche estando ebrio, ya que la capacidad atencional de la persona se ve significativamente afectada. También en situaciones de privación de sueño o mucho cansancio, la capacidad atencional se ve mermada.

ORIENTACIONES SOBRE LA ATENCIÓN

Como ya hemos comentado antes, la atención es un proceso psicológico que se puede entrenar y mejorar con la práctica. Pero ¿podemos estimar cuánto tiempo puede mantener la atención un niño? Responder a este tipo de preguntas de una manera científica no es tarea fácil. El tiempo que un niño puede estar prestando atención a un profesor o a una actividad depende de muchos factores, entre los que destacamos:

La edad del niño. En líneas generales, a mayor edad del niño, mejor capacidad atencional. Los niños mayores prestan mejor atención y a más estímulos que los niños más pequeños. Tienen mejor amplitud atencional y la pueden mantener durante más tiempo. Por este motivo es importante cambiar cada poco tiempo de actividad e introducir descansos cerebrales. En el caso de un adulto, ante una tarea aburrida y poco motivante, sobre los veinticinco o treinta minutos ya se detectan medidas indirectas de inatención a través de su sistema nervioso autónomo, aunque él no sea consciente de que está dejando de prestar atención.

Motivación por la tarea. Todos tenemos áreas o temas que nos interesan más que otros. A los niños les gustan más un tipo de asignaturas que otras. A unas personas les gusta ver cine romántico y otros se decantan por el policiaco. Cuanto más interesados estemos por la tarea, más atención prestaremos y mejor rendimiento tendremos. Por este motivo, la atención está muy relacionada con la curiosidad. En mi caso, me siento inclinado por los temas relacionados con la psicología y la educación. Por el contrario, me siento muy poco atraído hacia temas relacionados con la física cuántica. Estas inclinaciones hacen que ante una conversación, un documental o libro de psicología preste mucha atención, y ante un documental de física cuántica mi inclinación es cambiar de canal inmediatamente.

Tipo concreto de tarea. Hay determinadas actividades que exigen mayor atención que otras. Una tarea nueva para nosotros nos va a exigir una concentración al ciento por ciento, mientras que actividades más automatizadas nos van a permitir realizar otras distintas a la vez (atención dividida). El lector puede pensar en la diferencia que existe entre las primeras veces que empezó a montar en bicicleta y cómo lo hace ahora. La exigencia de recursos atencionales es muy diferente en ambos casos.

Diferencias individuales. Como ocurre con la inteligencia, la memoria y la capacidad manipulativa, las personas nos diferenciamos en nuestra capacidad para prestar atención. Algunos niños necesitan silencio absoluto para poder hacer sus deberes, mientras que otros se concentran fácilmente, aunque haya mucho ruido en clase.

Hay un par de principios que es importante tener en cuenta y que hacen aumentar la atención de los niños:

Principio de incertidumbre. Aquellas situaciones que implican una incertidumbre o una curiosidad para el alumno aumentan su atención. Por ejemplo, el profesor que recibe a sus alumnos subido encima de su mesa, al estilo del profesor Keating en la película *El club de los poetas muertos,* los tendrá atentos durante buena parte de la clase. Otras opciones igual de efectivas son aparecer disfrazado de la etapa de la historia que estén dando en clase, llegar a clase con una caja cerrada envuelta con un lazo o hacer algún truco de magia a los alumnos. Todas estas situaciones disparan la curiosidad, que es la base de todo aprendizaje. El principio de incertidumbre activa el sistema límbico (cerebro emocional), en concreto, la amígdala. Dicha estructura está muy relacionada con el aprendizaje, y activarla moderadamente lo potencia. En cambio, una sobrestimulación de la amígdala va a ser perjudicial para el niño y su aprendizaje. Este último caso se da en niños que viven situaciones escolares o familiares estresantes.

Principio de gamificación. Aquellas actividades que se realicen de forma lúdica se aprenderán mejor, más fácilmente y de una manera más divertida. El nombre viene del inglés *gamification*, que proviene de la palabra *game*, que quiere decir juego. Hoy en día existen multitud de tareas, actividades y dispositivos para que los niños adquieran conocimientos a través del juego (ordenadores, tablets, aplicaciones, juegos de mesa, pequeñas representaciones de teatro en clase, etc.). Recuerdo cómo, cuando era pequeño, nuestro profesor de Historia del colegio solía explicarnos los hechos históricos más representativos mediante pequeñas obras de teatro que hacíamos los alumnos. Además de ser divertido para todos nosotros, entendíamos y memorizábamos mejor los acontecimientos históricos. Grandes empresas a nivel mundial, como Google y Apple, utilizan el juego antes de realizar una tarea de trabajo importante o para conseguir ideas novedosas y creativas.

ACTIVIDADES PARA MEJORAR LA ATENCIÓN

Resulta especialmente importante estimular cognitivamente a nuestros hijos y alumnos para poder desarrollar óptimamente las diferentes capacidades, como son la percepción de los sentidos, el aprendizaje, la memoria, la motricidad fina y gruesa, y cómo no, la atención. Para ello es muy importante que interactuemos con los más pequeños practicando diferentes conductas con ellos: hablarles, leer, jugar, etc. En definitiva, interactuar con ellos para estimularles cognitivamente.

Como ya se ha comentado, la atención es un proceso psicológico que se puede y debe entrenar. Es verdad que existen diferencias entre los niños en cuanto a capacidad atencional se refiere, pero es una habilidad que se puede entrenar, como también podemos entrenar destrezas manuales (pintar, escribir), lingüísticas (pronunciación, comprensión) y memorísticas (recitar poemas, recordar lo aprendido). Por lo tanto, la atención no es un constructo que dependa solo y exclusivamente de la genética, sino que es mejorable y entrenable.

Un aspecto que debemos tener en cuenta para mejorar la atención de los niños es acercarnos a ellos cuando les estemos explicando o contando algo, ponernos a su misma altura y mirarles a los ojos. Es bastante frecuente que mientras estamos hablando o explicándole algo a un niño pequeño, tienda a mirar a otros lados, especialmente si le hemos llamado mientras estaba haciendo algo que le estaba gustando mucho, como puede ser jugar con sus amigos o sus juguetes. En esos momentos es importante decirle que nos mire a los ojos y, en caso de que sea necesario, orientar su cabeza hacia nosotros de una manera suave. El contacto ocular es muy importante para que vaya aprendiendo a prestar atención. Estamos enseñándole a manejar su foco. Debemos darle los mensajes de uno en uno y no pasar a la siguiente instrucción o información hasta que estemos seguros de que haya escuchado, procesado y comprendido el mensaje anterior.

A continuación, se proponen una serie de actividades para trabajar y mejorar la atención de nuestros hijos. Es importante resaltar que debemos adaptar dichas actividades en función de la edad del niño, puesto que no resultan igual de atractivas para unas edades que para otras. Además, aquí se presentan las tareas divididas en función de los tipos principales de atención que hemos descrito, pero en la práctica diaria las diferentes clases se ven mezcladas, ya que estamos constantemente cambiando los tipos de atención que ponemos en marcha, y en algunos casos se solapan.

Ejercicios para mejorar la atención selectiva y focalizada

Existen muchas tareas o actividades que se pueden proponer para trabajar la atención selectiva y la focalizada. Dado que un tipo de atención (focalizada) sigue a la otra (selectiva), en este apartado se presentan ejercicios para trabajar estos dos tipos de procesos atencionales. Una vez comprendido el concepto de atención selectiva y focalizada, es mejor dejar volar nuestra imaginación y creatividad para idear juegos con que ejercitarlas:

- Sopas de letras.
- Sudokus.
- Encontrar las diferencias entre dos imágenes.
- Buscar determinados personajes u objetos en una hoja cargada de estímulos: el niño parte de una serie de objetos que tiene que buscar (atención selectiva) y otra serie de estímulos que debe ignorar (atención focalizada).
- Juegos de construcciones: bloques de madera, vallas, rocas, etcétera.
- Durante unos minutos le vamos a contar un cuento o una historia al niño para que vaya visualizándolo con los ojos cerrados.
- Buscar personas con determinadas características en una zona transitada.
- ¿Quién es quién?
- Veo, veo.
- Puzles.
- Rompecabezas.
- Libros de pegatinas.

EJERCICIO 1. ¿Cuál de las siguientes figuras no tiene pareja? El ejercicio se puede ir complicando en función de la edad del niño. A continuación, aparecen tres ejercicios con la misma instrucción, pero con dificultad creciente.

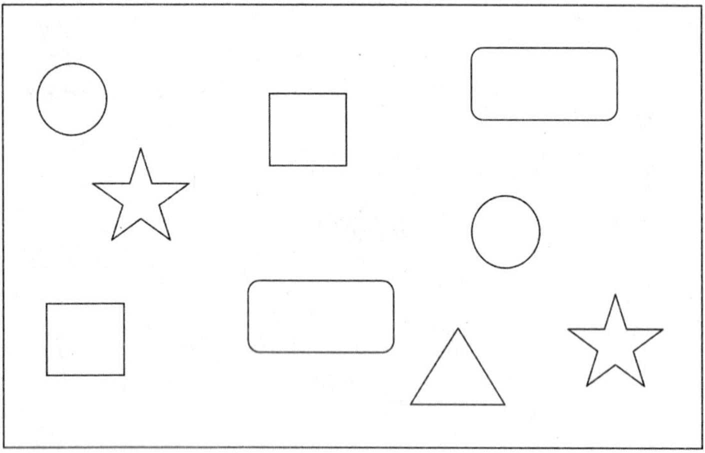

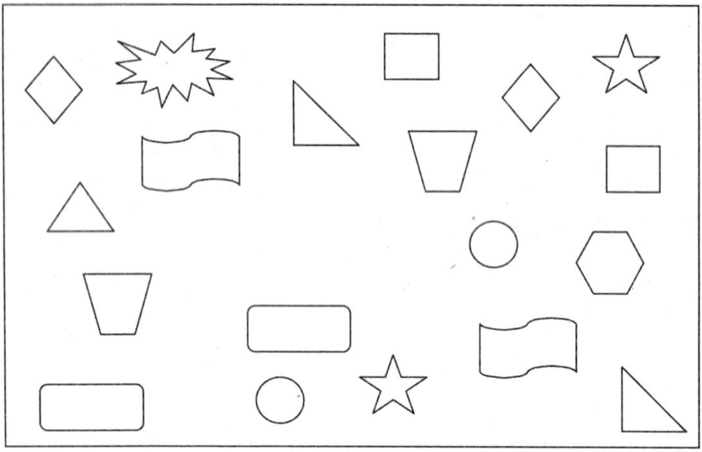

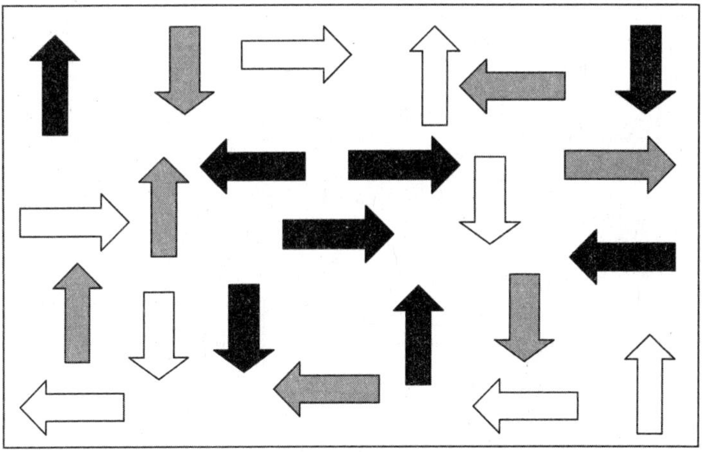

EJERCICIO 2. Encontrar en la siguiente sopa de letras las siguientes palabras: verde, rojo, morado, azul, amarillo, naranja y rosa.

A	R	O	F	E	C	I	O	P	S	E	A	F	Y	I	E	P	P	O	A
N	S	X	C	O	P	E	S	A	G	U	I	O	P	E	D	F	U	I	O
R	A	S	E	T	R	A	I	O	P	U	R	E	R	A	P	I	O	U	C
U	O	B	N	E	G	O	P	E	Z	X	I	T	O	L	K	O	T	U	S
T	O	I	E	R	S	C	V	U	T	E	R	I	J	P	A	Z	U	T	A
E	W	T	P	L	A	A	M	A	R	I	L	L	O	D	C	T	V	I	O
S	A	E	R	C	B	N	I	O	T	P	E	T	C	B	H	I	O	S	A
T	N	A	F	V	C	W	E	T	S	A	I	P	L	O	L	Y	E	R	Z
R	A	S	F	V	C	A	B	N	E	R	S	B	I	P	L	O	S	A	U
A	R	A	S	R	F	A	Q	C	B	C	U	P	O	L	S	D	F	I	L
P	A	V	B	E	R	P	O	L	I	S	A	R	X	Z	Y	U	E	C	B
U	N	A	D	A	R	O	P	A	R	C	V	B	O	P	E	R	S	I	O
P	J	O	E	M	O	R	A	D	O	X	C	A	R	U	I	P	K	J	A
S	A	D	Q	D	T	Y	O	I	S	A	P	L	O	A	S	E	U	Y	S
Y	R	A	S	E	R	T	U	I	A	O	C	B	M	B	N	I	E	O	R
R	T	O	M	V	C	S	E	R	A	S	E	A	V	E	R	D	E	G	N
T	D	A	C	O	P	E	R	T	C	I	P	O	R	T	A	Y	V	B	A
D	F	P	M	B	U	P	O	L	Y	R	W	A	C	E	D	R	A	Z	E
R	T	P	E	R	T	E	R	A	C	A	E	Y	O	U	P	R	E	Y	E
C	N	A	M	E	R	T	A	R	U	I	E	R	O	P	A	S	T	A	R

EJERCICIO 3. Ayuda a cada figura geométrica a encontrar el camino hasta llegar al número al que está asociado. El primer ejercicio es más sencillo que el segundo.

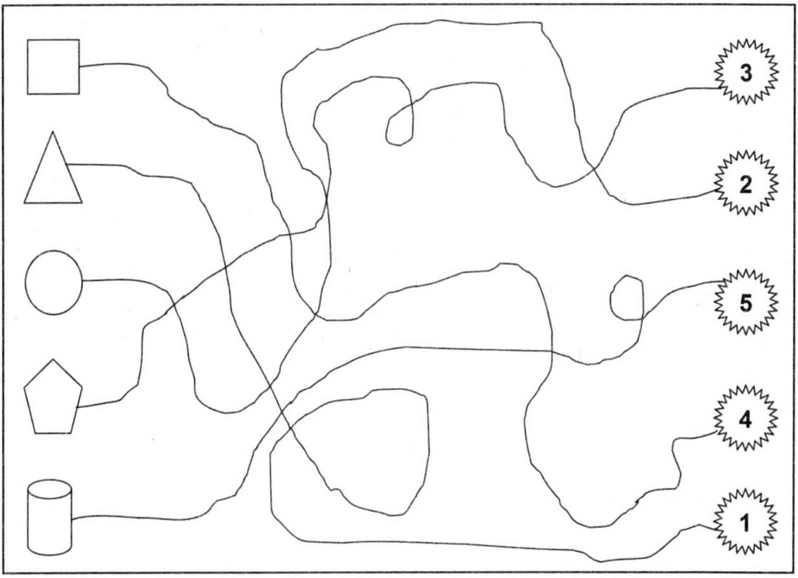

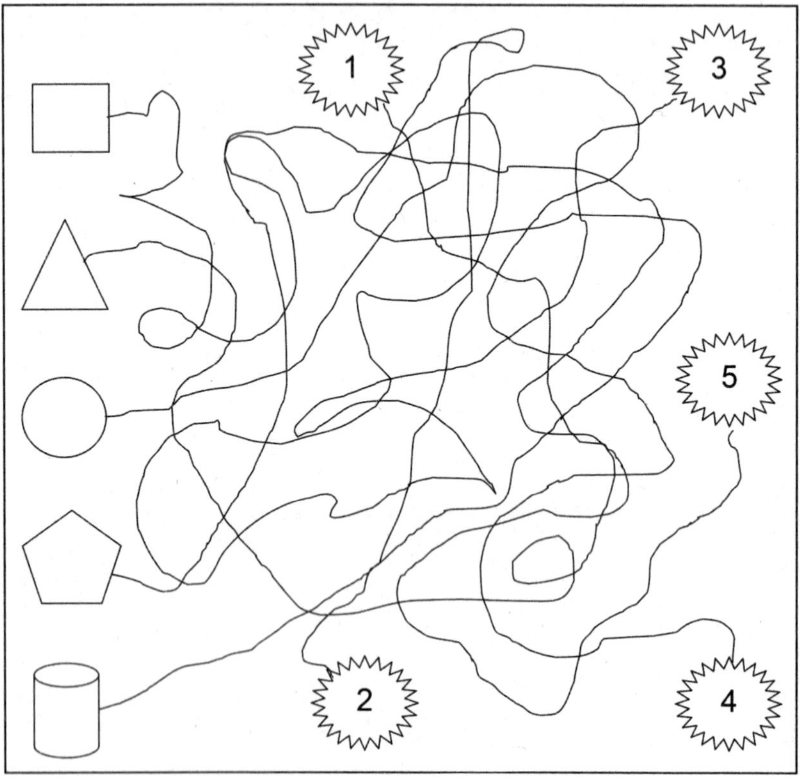
1
3
5
2
4

Ejercicios para mejorar la atención sostenida

Para trabajar la atención sostenida podemos realizar cualquiera de las actividades que hemos mencionado para la atención selectiva y focalizada, pero alargando un poco el tiempo de la tarea.

Las siguientes actividades nos pueden servir para trabajar la atención sostenida (aunque casi cualquier tarea escolar o de estudio implica poner en marcha este tipo de atención durante un tiempo):

- Tareas de tachado: en una hoja llena de letras sueltas, buscar y tachar todas las vocales que se encuentren.
- Jugar al Tetris.
- Ver una película.
- Ir al teatro.
- Colorear un dibujo.
- Contar una historia inventada.
- Hacer series con gomets alternando formas y colores (también se trabaja la atención alternante).
- Palabras encadenadas.
- Adivinanzas.

EJERCICIO 1. La tarea consiste en tachar todas las letras «s» que encuentres en el siguiente cuadro:

a	m	a	p	s	z	o	s	c	p	o	q	s	y	c
e	s	a	e	t	d	a	b	e	s	h	m	r	d	y
u	z	r	b	p	t	h	r	s	o	r	p	m	b	s
d	m	t	s	q	u	a	d	y	t	h	z	s	o	p
z	p	s	p	u	z	c	a	d	s	r	e	u	e	a
s	y	r	h	q	u	s	r	z	y	p	o	e	o	h
b	q	p	a	e	s	e	h	a	b	o	b	s	t	s
o	z	m	s	o	e	m	c	a	c	s	u	e	d	b
s	h	a	r	o	a	s	q	p	p	e	z	a	o	a
c	r	p	p	d	q	p	e	o	b	h	s	p	q	b
s	h	s	y	d	c	o	b	s	r	a	t	r	y	a
r	p	t	o	r	b	a	s	e	r	d	c	p	q	u
e	a	h	q	s	r	d	q	m	o	a	s	b	o	e
u	m	c	u	z	u	h	c	s	b	z	t	h	b	s
s	s	t	s	o	p	a	o	h	a	r	e	a	c	z
t	z	r	p	r	o	s	r	b	e	d	r	u	d	o
a	s	h	u	a	e	h	d	t	e	p	s	p	y	q
o	d	d	c	h	c	c	a	s	y	o	y	a	o	s
q	t	o	p	s	h	t	b	p	z	q	o	r	c	u
s	m	s	m	e	s	u	t	d	e	s	u	a	r	a

EJERCICIO 2. Para los chicos mayores, pueden hacer el siguiente. La tarea consiste en tachar todos los símbolos que sean idénticos a este ╪.

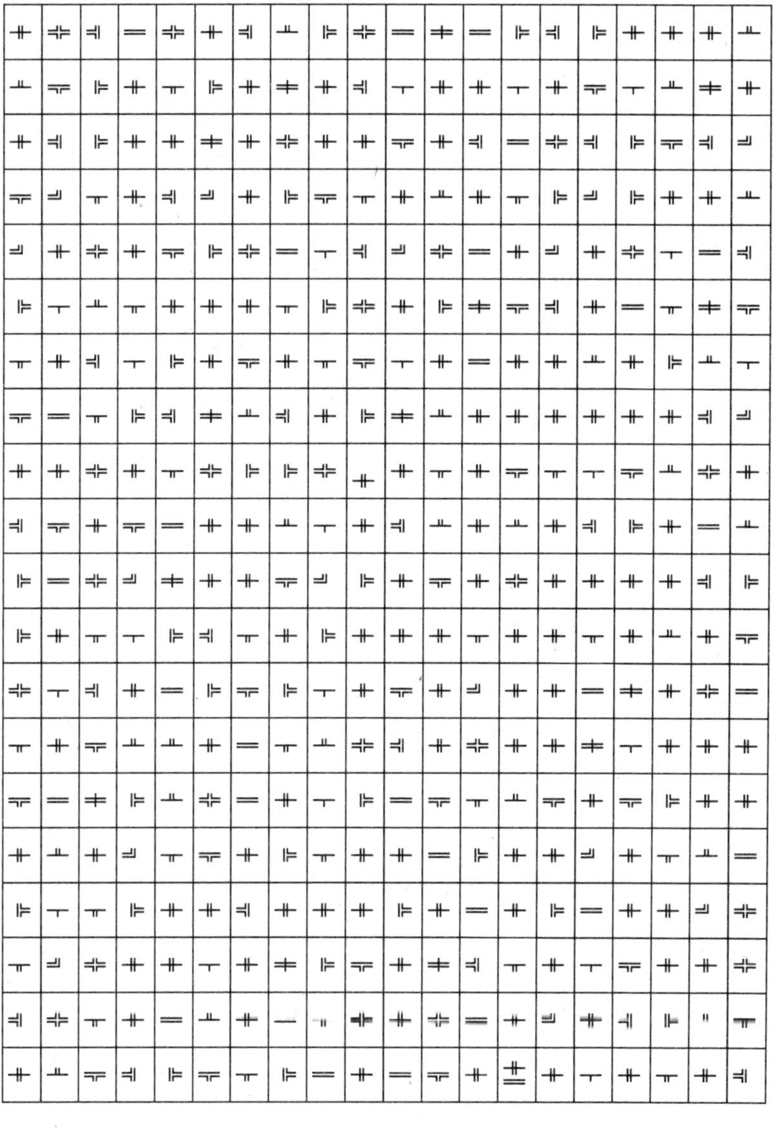

EJERCICIO 3. Fíjate bien en el siguiente recuadro. ¿Cuántas figuras geométricas hay de cada tipo?

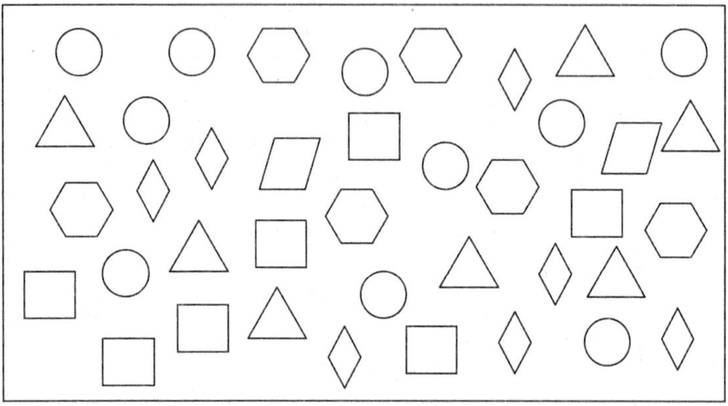

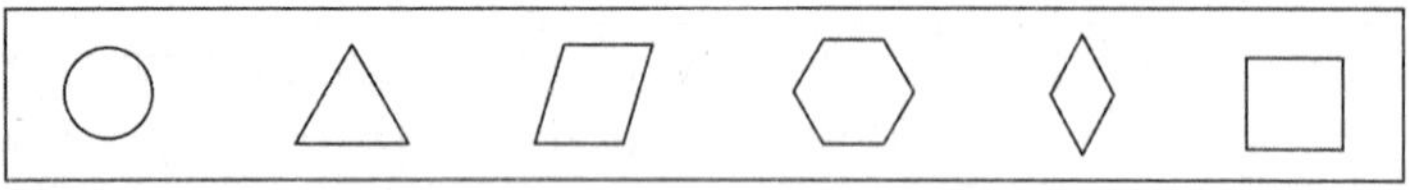

Ejercicios para mejorar la atención dividida

Algunas de las tareas que podemos proponer a nuestros hijos para trabajar la atención dividida son las siguientes:

- Construcciones: cuando el niño busca simultáneamente dos piezas diferentes para completar el siguiente paso.
- Jugar a cualquier deporte de equipo que precise estar pendiente de varios estímulos y jugadores a la vez.
- Hacer malabares con pelotas o mandarinas.
- Mover la mano derecha como si estuvieras saludando en el sentido de las agujas del reloj y la mano izquierda en sentido contrario.
- Escribir una misma palabra con las dos manos a la vez.

EJERCICIO 1. Ordena cronológicamente la siguiente secuencia de acciones de tal manera que tenga un sentido y recita, en voz alta, las tablas de multiplicar.

- Junta las dos rebanadas de pan.
- Coge dos rebanadas de pan de la despensa.
- ¡Saboréalo! Seguro que está riquísimo.
- Échale a las rebanadas de pan un poco de mantequilla.
- Coge la mantequilla de la nevera.
- Saca de la nevera el jamón y el queso.
- Pon una loncha de jamón y queso en una rebanada de pan.

EJERCICIO 2. Intenta atender a dos conversaciones a la vez. Comprueba después cuánta información has extraído de cada conversación. Es difícil, ¿verdad?

Ejercicios para mejorar la atención alternante

A continuación, aparecen algunos ejercicios para trabajar la atención alternante:

EJERCICIO 1. Colorea este dibujo teniendo en cuenta que cada parte tiene asignado un número que equivale a un color.

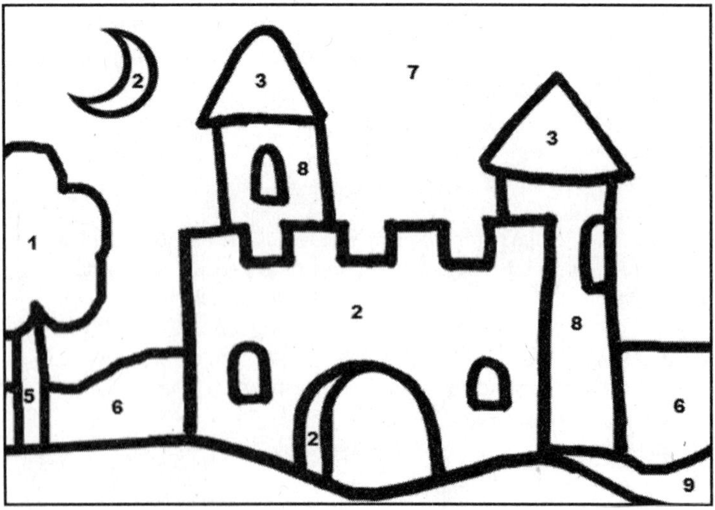

TABLA DE COLORES:

1. Verde.
2. Amarillo.
3. Rojo.
4. Azul claro.
5. Marrón claro.
6. Naranja.
7. Azul marino.
8. Marrón oscuro.
9. Verde oscuro.

EJERCICIO 2. Tienes que ir uniendo una letra con un número teniendo en cuenta que las letras van en orden ascendente y los números en orden descendente.

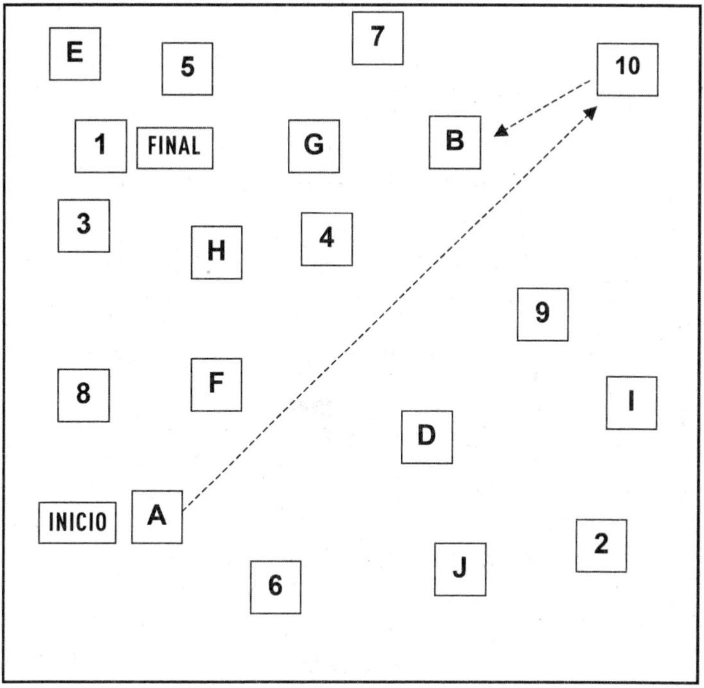

Ejercicios para mejorar la atención inhibitoria

A continuación, aparecen algunos ejercicios para trabajar la atención inhibitoria:

EJERCICIO 1. Presta atención a la siguiente tabla. Cada vez que aparezca un «Sí», debes decir «Sí», pero cuando aparezca un «Sí*» debes decir «No».

Sí	Sí	Sí*	Sí	Sí*	Sí	Sí*	Sí	Sí*	Sí
Sí*	Sí*	Sí	Sí*	Sí*	Sí*	Sí*	Sí*	Sí*	Sí*
Sí	Sí	Sí*	Sí	Sí*	Sí	Sí	Sí	Sí*	Sí
Sí	Sí*	Sí	Sí*	Sí	Sí*	Sí*	Sí*	Sí	Sí*
Sí*	Sí	Sí	Sí*	Sí*	Sí	Sí	Sí	Sí*	Sí
Sí	Sí*	Sí*	Sí	Sí*	Sí	Sí*	Sí*	Sí	Sí*
Sí*	Sí*	Sí*	Sí*	Sí	Sí*	Sí	Sí	Sí*	Sí
Sí	Sí*	Sí	Sí	Sí*	Sí	Sí*	Sí*	Sí	Sí
Sí*	Sí*	Sí	Sí*	Sí*	Sí*	Sí	Sí	Sí*	Sí*
Sí	Sí*	Sí*	Sí*	Sí	Sí*	Sí*	Sí*	Sí	Sí

EJERCICIO 2. A continuación, cada vez que la rejilla sea de color negro, dirás «Blanco» y cuando la rejilla sea blanca dirás «Negro». Presta mucha atención.

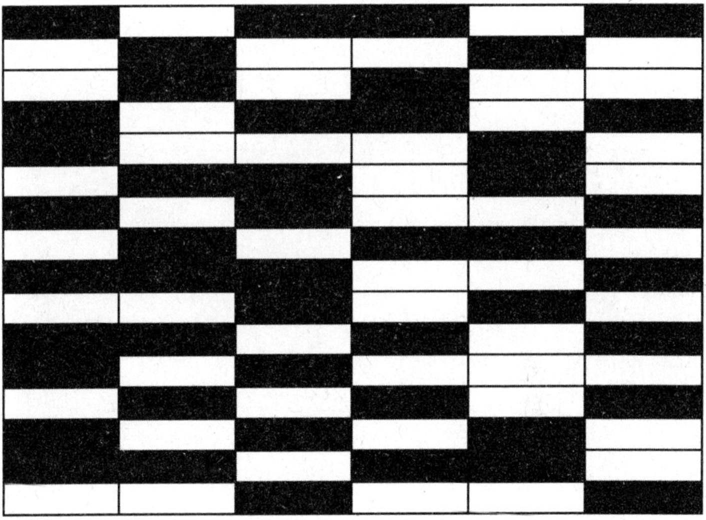

CAPÍTULO 6

FUNCIONES EJECUTIVAS: ¿QUÉ SON Y CÓMO TRABAJARLAS?

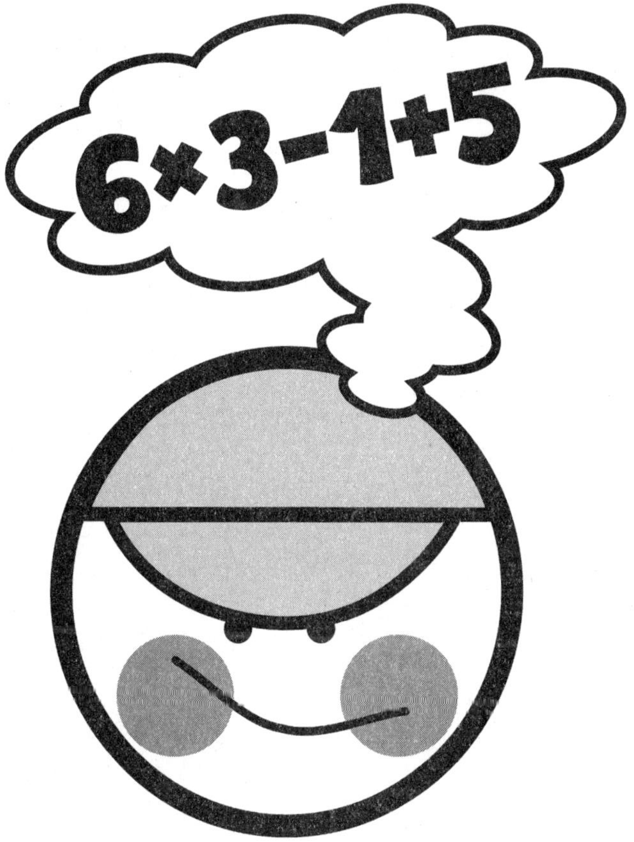

HISTORIA DE LAS FUNCIONES EJECUTIVAS

A principios del siglo XIX, el médico alemán **Franz Joseph Gall** desarrolló las bases de una nueva teoría que fue muy popular en aquella época: la *frenología*. Esta teoría afirmaba que se podía describir el carácter, la personalidad y posibles patologías y tendencias criminales de las personas mediante la forma de su cráneo. Además, asignaban a cada parte del cerebro una función psicológica específica. Los frenólogos ya destacaban la importancia de la parte frontal del cerebro.

Hoy en día, gracias a la evolución tecnológica y a las pruebas de neuroimagen, sabemos que el cerebro funciona en red y coordinadamente. Esto implica que, aunque en el cerebro haya zonas que se encargan específicamente de determinadas funciones psicológicas, es más importante su asociacionismo. También sabemos que lesiones en zonas más primitivas, cerebralmente hablando, como puede ser el tronco del encéfalo (cerebro rojo), pueden provocar síntomas y patologías más predecibles que aquellas lesiones que se produzcan en zonas más modernas (cerebro amarillo). Por ejemplo, una persona que ha sufrido un traumatismo en la zona frontal puede tener una manifestación de síntomas más amplia, ya que no solamente estaría afectada la zona dañada por el traumatismo, sino también la conexión con el resto de las estructuras neurológicas.

El primer caso documentado que existe sobre las consecuencias que tiene una lesión en el lóbulo frontal es el de Phineas Gage. Un grupo de trabajadores estaban construyendo una línea de ferrocarril en Vermont (EE. UU.). Gage, una persona cariñosa y trabajadora, era el responsable del grupo de trabajo. Tras un descuido que tuvo con un explosivo, una barra salió proyectada hacia su cara, entrando por su mejilla izquierda y saliendo por la parte superior del cráneo como se ve en la imagen inferior. Este terrible accidente tuvo graves consecuencias en la vida posterior de Phineas. Entre otras cosas, su personalidad cambió radicalmente: pasó de ser una persona social y agradable a ser asocial, impulsivo y poco constante. El accidente laboral que tuvo le influyó en todos los aspectos, tanto laborales como personales. No era capaz de plantearse un objetivo y ser constante para lograrlo. Se mostraba impulsivo y caprichoso. Sabemos que un cambio tan radical en su conducta se debió a que sus funciones ejecutivas se vieron afectadas de lleno.

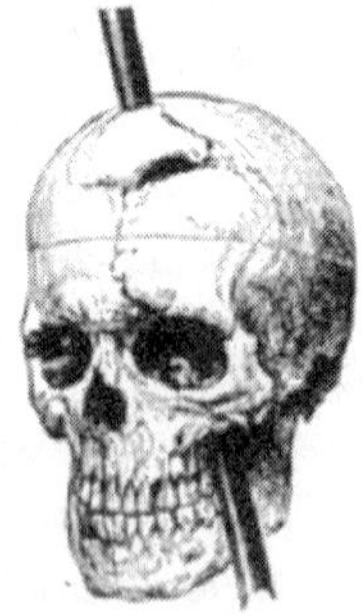

Ya en el siglo XX, el neuropsicólogo de la escuela rusa Alexander R. Luria puso de manifiesto la importancia del área prefrontal para controlar el resto de las funciones del cerebro. Luria es, sin duda, el precursor científico más claro del descubrimiento de las funciones ejecutivas y es considerado uno de los padres de la neurociencia cognitiva.

CONCEPTO DE FUNCIONES EJECUTIVAS

Muriel Lezak fue quien acuñó el concepto de funciones ejecutivas en 1983. Ella definió las funciones ejecutivas como «aquellas capacidades mentales esenciales para llevar a cabo una conducta eficaz y adaptada socialmente». Aun así, el significado del concepto no está libre de discusiones, ya que en la literatura científica se encuentran muchas definiciones, y algunas de ellas muy diferentes. En lo que sí coinciden todas las definiciones es en considerar que las funciones ejecutivas están en la capa más alta de la jerarquía cognitiva (corteza prefrontal o cerebro amarillo), y que para realizar la gran mayoría de las conductas y procesos psicológicos necesitamos de ellas.

Las funciones ejecutivas nos permiten dirigir la conducta hacia la consecución de objetivos, especialmente los que tienen que ver con la solución de conflictos en situaciones novedosas. Las funciones ejecutivas son las funciones psicológicas superiores, es decir, las que regulan y controlan las diferentes funciones psicológicas que están en nuestro cerebro cognitivo, las que las lideran. Como ya hemos comentado, se localizan en la corteza prefrontal. Goldberg utiliza la metáfora del director de orquesta para explicar las funciones ejecutivas. Cuando vamos a ver una orquesta de música clásica, vemos que existen diferentes secciones (cuerda, viento, percusión, etc.) y un director que coordina y marca los tiempos de las diferentes secciones musicales. El director de la orquesta simboliza las funciones ejecutivas, mientras que las diferentes secciones de la orquesta representarían el resto de encéfalo. Tanto el director de orquesta como cada una de las secciones de la orquesta son condiciones necesarias, pero no suficientes para que suene bien la pieza musical que van a interpretar. De esta manera vemos como el cerebro funciona de manera holística y coordinada, como un todo y no como la suma de sus partes.

LAS FUNCIONES EJECUTIVAS EN EL TDAH

El TDAH no es el único trastorno donde están afectadas las funciones ejecutivas. Por ejemplo, la dislexia, los trastornos de conducta y el trastorno del espectro autista son algunos ejemplos donde las funciones ejecutivas también se ven afectadas. Como ya hemos visto, los chicos con TDAH suelen tener problemas en el manejo de sus funciones ejecutivas, cuya sede está en el cerebro amarillo. Uno de los motivos de esta dificultad es que el cerebro de los niños con TDAH es más inmaduro si lo comparamos con el de compañeros de su misma edad. Les cuesta mucho manejar y controlar sus impulsos, se muestran muy impulsivos y naturales con la expresión de sus emociones y no tienen en cuenta ni valoran las repercusiones que esto puede tener. Los niños con TDAH, como consecuencia de su escaso autocontrol, suelen ser impulsivos cuando el profesor pregunta algo en clase.

Las funciones ejecutivas, como la gran mayoría de las habilidades y destrezas psicológicas, se aprenden mediante la práctica y el entrenamiento. Es un proceso lento y paulatino en el que la maduración del cerebro, y en concreto de la corteza prefrontal, junto con la práctica, hacen que poco a poco vayamos teniendo un mayor control sobre nuestras conductas, emociones y metas. El niño pequeño no tiene un desarrollo de sus funciones ejecutivas como tiene el adulto. Además, como hemos visto, en los casos de niños con TDAH, esta maduración es más lenta.

LA CORTEZA PREFRONTAL

En el capítulo dedicado al cerebro ya se ha señalado la importancia que tiene para el ser humano la corteza prefrontal, aunque me gustaría hacer hincapié en este punto, pues es el lugar donde se asientan las funciones ejecutivas. Aunque todos los mamíferos tenemos corteza prefrontal, no podemos comparar las funciones de dicha corteza en nuestra especie con las del resto de los animales, ni siquiera con nuestros «primos» los grandes simios. La gran diferencia está en la capacidad de evocar el futuro que tenemos los humanos. Joaquín Fuster, psiquiatra y profesor de Neurociencia Cognitiva en la Universidad de California en Los Ángeles (UCLA), diferencia cinco funciones básicas de la corteza prefrontal. Todas estas funciones están orientadas hacia el futuro (prospectivas):

1. **Planificación.** La corteza prefrontal nos permite planificar nuestro futuro, desde el más inmediato (qué vamos a cenar esta noche) hasta el más lejano en el tiempo (dónde nos gustaría casarnos o decidir si queremos ser incinerados al morir).
2. **Toma de decisiones.** Muy relacionado con el anterior, una vez que hemos planificado y diseñado la acción, es necesario poner en marcha una serie de conductas para lograr la consecución de lo planificado. En ocasiones hay que sortear obstáculos o cambiar la trayectoria sobre la marcha.
3. **Concentración.** Esta función nos permite decidir dónde vamos a poner el foco de nuestro interés. Como ya vimos en su momento, dado que el ambiente está cargado de estímulos, debemos seleccionar hacia dónde queremos dirigir el foco.
4. **Control inhibitorio.** Como ya hemos comentado, tan importante es saber o poder concentrarse en un estímulo o tarea como poder inhibir los estímulos que nos resultan irrelevantes en ese momento. La correcta coordinación entre la atención y la inhibición se parece al trabajo delicado de Philippe Petit, el famoso funambulista que cruzó las Torres Gemelas en 1974. Recordemos los aspectos inclusivos y exclusivos de la atención.
5. **Memoria de trabajo.** La memoria de trabajo es una memoria *para* algo. Gracias a ella podemos realizar alguna operación partiendo de una información inicial. Por ejemplo, resolver un cálculo matemático mentalmente o una adivinanza.

¿CUÁLES SON LAS FUNCIONES EJECUTIVAS?

Como ya hemos comentado anteriormente, no hay un acuerdo entre los diferentes expertos en determinar cuántas y cuáles son las funciones ejecutivas que tiene el ser humano. Aunque existen muchas funciones ejecutivas, nos vamos a centrar en cinco, que desde mi punto de vista son las más relevantes en el caso del TDAH:

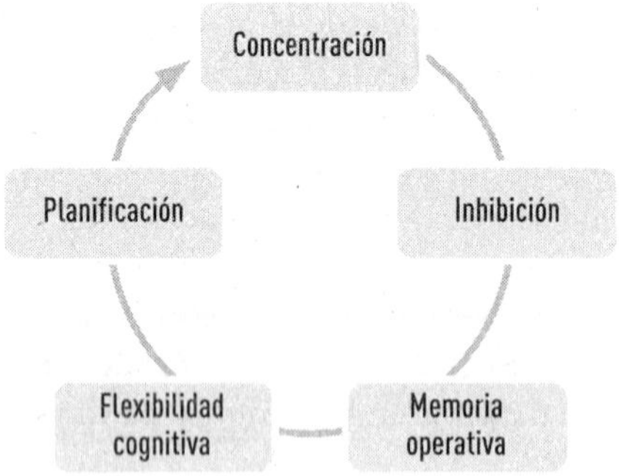

Concentración

Ya hemos dedicado el capítulo 5 al proceso psicológico de la atención y de la concentración, pero en resumidas cuentas, podemos decir que la concentración es el proceso que nos permite focalizar todas nuestras energías en un determinado estímulo del ambiente.

La dificultad para concentrarse representa uno de los síntomas nucleares de los niños y adolescentes con hiperactividad. Existen diferentes tipos de atención que están ubicados en diferentes lugares del cerebro. Por ejemplo, sabemos que la atención selectiva está ubicada en el lóbulo parietal, mientras que la atención sostenida y la dividida se encuentran en el lóbulo frontal, ya que son tareas principalmente ejecutivas.

Si planteamos una actividad a un grupo de clase consistente en presionar una tecla del ordenador cada vez que aparezca una vocal en la pantalla, los resultados nos indicarían que los niños con TDAH suelen cometer más omisiones en esta prueba que los niños de su clase que no tienen el trastorno. Esto quiere decir que los niños con TDAH, debido a sus problemas atencionales, no van a presionar la tecla del ordenador siempre que aparezca la vocal, ya que en algunas ocasiones no lo harán por estar despistados. En la rutina diaria, los niños con TDAH suelen prescindir de detalles y estímulos importantes debido a su déficit atencional. Suelen tener dificultades para mantener la atención pasado un tiempo, ya que desisten de dicho estímulo o actividad y pasan a concentrarse en otro estímulo que les resulta más relevante o atractivo.

Veamos el siguiente ejemplo. Guillermo es un chico de ocho años que presenta TDAH. El orientador de su colegio trabaja con él las funciones ejecutivas y, en especial, la concentración. Siempre que acude al Departamento de Orientación, su orientador tiene preparadas unas actividades y juegos para trabajar y potenciar la concentración. Guillermo comienza muy motivado y con muchas ganas atendiendo a las instrucciones del primer juego que le presenta el orientador. Pasados unos tres o cuatro minutos, Guillermo le pregunta a su orientador cuándo van a cambiar de juego y se muestra desmotivado. Solo un cambio de actividad hace que Guillermo vuelva a estar motivado y concentrado en la tarea. Esta manera de comportarse de Guillermo es típica en los niños con TDAH. Necesitan actividades motivantes y cambiantes para que les resulten atractivas.

A continuación, se especifican, a modo de ejemplo, algunos ejercicios para trabajar la concentración, o también denominada atención ejecutiva:

EJERCICIO 1. Tacha todas las vocales que aparezcan en la siguiente tabla:

a	e	r	a	c	v	r	t	g	i
c	f	f	i	u	f	d	d	a	h
d	z	a	e	r	q	b	c	a	o
s	s	i	a	q	b	f	r	a	s
j	d	v	b	e	n	r	t	a	i
a	o	v	d	e	s	u	d	u	h
s	v	d	f	q	r	w	a	s	a
j	l	p	i	s	s	i	e	f	y
d	a	e	r	y	q	c	a	z	o
u	r	u	j	a	d	a	e	d	g
c	m	a	d	a	r	w	y	i	s
o	s	i	l	k	p	d	a	s	j
s	a	f	r	t	u	l	o	p	p
p	v	c	o	q	e	s	a	s	a
l	m	y	r	a	u	a	p	e	r
b	v	q	a	e	r	e	r	o	p
x	c	i	r	o	r	p	s	d	a
l	a	f	h	q	i	a	o	u	y
d	f	l	o	p	e	r	r	v	a
d	f	n	m	l	e	t	e	y	u
w	i	r	e	p	f	a	s	s	p
a	d	f	x	c	n	n	a	e	i
s	o	u	p	o	y	r	w	d	a
d	w	r	t	u	o	p	e	r	t
r	d	a	v	y	q	i	e	y	p
r	t	a	c	i	p	o	r	e	y
p	i	r	p	o	v	t	d	s	a
a	f	r	y	q	a	t	o	u	i

EJERCICIO 2. Redondea todos los símbolos idénticos a este ↙ que aparezcan en la siguiente tabla:

→	←	↙	←	↘	↘	↓	→	↓	↓
↙	↘	↗	↕	→	↕	↑	↘	↙	↑
←	↖	↖	↔	↗	↓	↔	↙	→	↑
↙	↓	↑	→	→	↔	←	↗	→	↗
↖	↘	↕	↙	↓	↗	↓	↓	↗	↗
↕	↔	↖	↖	↙	←	←	↔	↓	↗
→	←	↙	↙	↔	↖	↕	↙	↔	↕
↓	↖	↓	↘	↘	↙	↗	↔	→	→
↘	↙	↗	↓	→	↓	↑	←	↗	↗
←	→	↔	↑	↘	↖	→	↗	↖	↖
↔	↗	↑	↔	↗	↙	↑	→	↕	↔
←	↔	↙	↓	↑	←	↘	↗	→	↘
↘	↖	→	→	↙	↘	↕	↖	↔	↙
↕	←	↘	↔	→	→	↖	↙	←	←
→	↗	↖	←	↓	↘	↙	↙	↔	↘
↗	↗	↓	↗	↘	↗	↓	↔	←	↙
↓	↕	←	↔	↕	↗	→	↘	←	↑
→	↑	↖	←	↓	↗	↗	↓	↓	↖
↑	↙	↘	↙	↙	←	→	↙	↙	→
↑	↗	→	↙	→	↕	←	→	→	←
↔	↓	↔	↖	↘	↘	↘	↕	↔	↗
→	↗	↓	↙	↔	↓	→	↓	↖	↕
↙	↙	↘	↘	↕	↔	→	↑	→	←
↗	←	↓	←	↖	←	↗	↗	→	↑
↕	↖	↑	↗	↔	↕	↖	↗	↖	↗
→	↖	↓	↙	→	↗	↑	←	↙	→
→	↘	→	↔	↕	↘	→	↕	↖	↖
↘	↙	↗	↕	↑	↘	↙	↓	↔	→

EJERCICIO 3. Tacha todos los símbolos que no sean Ʊ ni # de la tabla que aparece a continuación:

α	∑	&	ʊ	φ	∑	α	ʊ	#	α	&	ω	#	‡	ʊ	∑	ʊ
ʊ	ʊ	#	₭	‡	α	&	‡	†	†	#	α	ω	#	α	α	&
∑	ʊ	†	‡	∂	α	ɸ	ʊ	&	φ	†	∂	α	∑	∑	α	‡
ɯ	&	φ	ʊ	†	#	#	∑	‡	ɸ	φ	∑	ʊ	&	α	#	ɸ
‡	‡	α	π	#	ʊ	†	∑	α	₭	α	ʊ	&	ɸ	†	ʊ	α
#	ɸ	#	ɸ	ɸ	&	ʊ	#	ʊ	α	#	‡	∑	₭	ʊ	&	∑
∑	α	∑	ʊ	†	#	α	‡	†	ʊ	∑	ϕ	#	∂	#	#	#
&	∑	ʊ	α	α	‡	∑	₭	‡	ʊ	ʊ	#	†	α	‡	‡	‡
ɸ	#	#	₭	ʊ	∂	α	ʊ	#	&	#	†	ʊ	φ	#	∂	&
₭	‡	&	ʊ	‡	ʊ	†	ʊ	α	∂	&	ɸ	ɯ	‡	&	ʊ	ʊ
∂	&	#	‡	ɯ	α	ʊ	&	∑	#	#	∑	‡	ʊ	ʊ	α	ʊ
α	ʊ	ɸ	ɸ	&	∑	#	†	φ	‡	ɸ	ʊ	β	α	∑	∑	†
φ	ʊ	α	†	∂	ω	‡	∂	&	ʊ	α	ϕ	#	#	ω	ω	∑
‡	†	ɯ	∑	‡	†	#	ɸ	#	α	ɯ	∑	φ	ɯ	†	†	ʊ
ʊ	∑	&	#	†	ω	&	&	ω	ʊ	&	∑	#	&	&	ʊ	ʊ
α	ʊ	#	†	φ	α	ʊ	ɯ	α	#	#	α	#	#	ɯ	₭	α
#	∑	φ	‡	ʊ	∂	∑	α	ʊ	‡	φ	α	†	φ	α	‡	#
ɯ	∂	‡	∑	#	∑	ω	₭	&	ω	‡	#	&	‡	₭	ʊ	ɯ
&	#	∑	α	∂	ʊ	†	†	∑	ʊ	∑	ʊ	‡	∑	†	π	&
ʊ	‡	†	ʊ	α	‡	ϕ	&	#	‡	†	&	α	†	&	ɸ	ʊ
ɸ	ʊ	#	₭	ʊ	ϕ	#	‡	†	∑	#	#	ʊ	#	‡	ʊ	ɸ
‡	ϕ	&	†	#	#	α	ʊ	ʊ	ɸ	&	‡	†	&	ʊ	α	‡
α	₭	ʊ	ʊ	‡	†	φ	#	ɯ	ϕ	ʊ	∂	‡	ʊ	#	₭	α
#	α	ω	ʊ	&	ɸ	‡	∑	‡	#	ω	ʊ	#	ω	∑	ʊ	#
#	ω	∑	α	ʊ	∑	ɯ	ω	β	£	∑	α	α	∑	ω	‡	#
‡	ɸ	#	‡	α	ʊ	&	>	#	†	#	∑	∑	#	>	ɸ	‡
∂	α	†	∂	ɸ	ϕ	#	ω	φ	ϕ	†	ω	φ	†	ω	†	∂
ɸ	φ	ʊ	&	ω	∑	ʊ	‡	#	†	ʊ	†	&	ʊ	‡	∑	ɸ

EJERCICIO 4. Encuentra las siete diferencias entre estas dos imágenes:

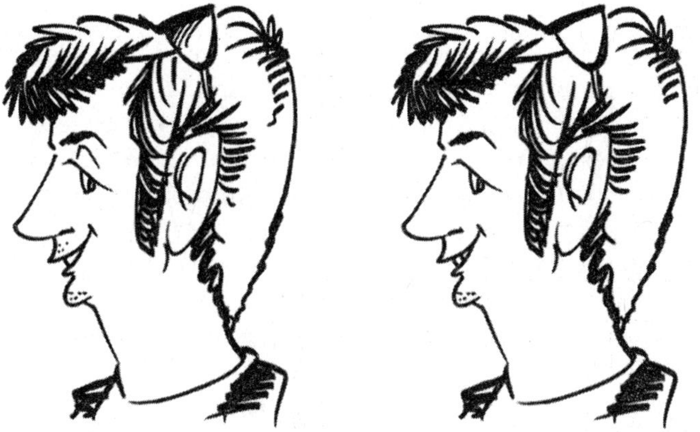

EJERCICIO 5. Relaciona cada palabra que aparece con su contrario (antónimos):

Claro Delgado

Feo

Bajo Valiente Lento Lejos

Calor

Salado Guapo

Veloz

Dulce Débil

Nuevo Oscuro

Alto

Frío Cerca Grueso

Fuerte Cobarde Viejo

Inhibición

El proceso inhibitorio consiste en no dar una respuesta o evitar atender a un estímulo externo o interno. Es la capacidad que tenemos para no prestar atención a estímulos que no son relevantes en un momento dado. Por tanto, nos permite seguir concentrados en el estímulo que estamos focalizados y obviar los estímulos distractores que no tienen ninguna importancia en ese momento. Existe una estrecha relación entre los procesos inhibitorios y la concentración. ¿Os acordáis del ejemplo del funambulista? Los procesos atencionales nos permiten concentrarnos en el estímulo o situación que hemos seleccionado, mientras que los inhibitorios permiten rechazar todos aquellos estímulos que no tengan que ver con la tarea que estamos haciendo. ¿Os imagináis qué caótico sería si atendiéramos a todos los estímulos del ambiente? Gracias a la buena coordinación de los procesos atencionales e inhibitorios podemos centrarnos en tareas concretas sin estar constantemente distrayéndonos.

Cuando estamos paseando junto a nuestra pareja por la calle, solemos ir atendiendo a la conversación que estamos manteniendo pero, a la vez, los procesos inhibitorios se encargan de rechazar aquellos estímulos que son irrelevantes para la conversación, como pueden ser el número y color de los coches que pasan cerca de nosotros, los ladridos de los perros, los niños jugando en el parque, los obreros que están trabajando en la construcción, etcétera. Solamente en caso de que haya un estímulo relevante o con cierto impacto para nosotros, la conversación se detendrá y atenderemos al estímulo que nos llamó la atención (un niño que llora amargamente porque se ha caído de un columpio, un coche que pasa a nuestro lado tocando el claxon, una señora que nos pregunta cómo llegar a determinada calle, etcétera).

A principios de los años sesenta, el psicólogo de la Universidad de Stanford Walter Mischel llevó a cabo uno de los estudios más conocidos e interesantes en el campo de la psicología; un estudio que tiene una estrecha relación con la inhibición. Para ello, cogió a niños de cuatro años de manera individual y les preguntaba por su chuchería favorita. La variedad era grande: caramelos, bombones, nubes, gominolas, galletas, etc. La instrucción que le daba el investigador al niño era que podía comerse la chuchería que había elegido en ese preciso momento, pero si esperaba quince minutos, tiempo que el investigador pasaría fuera del aula, podía obtener el doble de recompensa. En todo momento el pequeño debía permanecer sentado en la silla sin poder moverse, lo cual exige una gran dosis de autocontrol. Sabemos que es en torno a estas edades cuando los niños empiezan a adquirir ciertos componentes del autocontrol. A este estudio se le conoce coloquialmente como el «test de la golosina». Lo que pudieron comprobar Mischel y su equipo de investigación es que existen muchas diferencias entre unos niños y otros a la hora de autocontrolarse. Algunos chicos consiguieron el objetivo de tener el doble de recompensa y otros fracasaron en este intento. Entre las estrategias de autocontrol, encontramos conductas tan dispares como efectivas: no mirar al plato donde estaba la chuche, cantar, balancearse, darse la vuelta o taparse los ojos, etc. Unos diez años después, Mischel volvió a evaluar a los niños que habían participado en su estudio y encontró resultados muy interesantes. Pudo comprobar que los chicos que con cuatro años habían sido capaces de esperar a que el investigador volviera pasados unos minutos, es decir, de demorar la gratificación y autocontrolarse, eran adolescentes que obtenían mejores notas en el instituto, eran considerados líderes sociales positivos y soportaban mejor las situaciones de frustración, estrés y ansiedad.

Lo que este estudio concluye es que aquellos niños que fueron capaces de esperar a que el investigador volviera eran niños capaces de contemplar el futuro y de anticiparse a las consecuencias que tendrían sus actos. No solo eran capaces de pensar en el presente, sino también en el futuro y sus consecuencias. Como ya hemos comentado, la corteza prefrontal, sede de las funciones ejecutivas, tiene un carácter eminentemente prospectivo. Los niños que fueron capaces de superar la tentación demostraron tener una corteza prefrontal lo suficientemente madura como para esperar unos minutos a obtener un premio doble. Los niños y adolescentes con déficit de atención e hiperactividad tienen importantes carencias a la hora de anticiparse a sucesos y consecuencias futuros; viven exclusivamente el momento presente, sin tener en cuenta lo que vendrá después y las consecuencias de sus actos. Es por ello por lo que los niños con TDAH tienen dificultades importantes para ejercer el autocontrol de sus impulsos, deseos, emociones y conductas; viven más en el presente y les cuesta mucho anticiparse al futuro. Uno de los motivos de esto es la inmadurez de su corteza prefrontal, y, por tanto, de sus funciones ejecutivas, que como bien especifica el modelo pedagógico de los cuatro cerebros se corresponde con el cerebro amarillo.

A modo de ejemplo se proponen algunas tareas para trabajar y mejorar la capacidad inhibitoria de los niños:

EJERCICIO 1. En una pantalla de ordenador van a ir apareciendo dos tipos de símbolos:

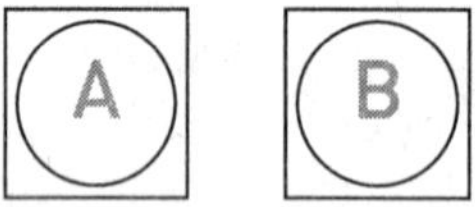

La tarea del niño consiste en que cada vez que aparezca la letra A, debe decir B y cada vez que aparezca la letra B, debe decir A. Es como jugar al mundo al revés, debiendo tener sus procesos inhibitorios activos.

EJERCICIO 2. El juego anterior se puede hacer igual, pero de una manera algo más compleja. En esta ocasión tenemos los siguientes posibles estímulos:

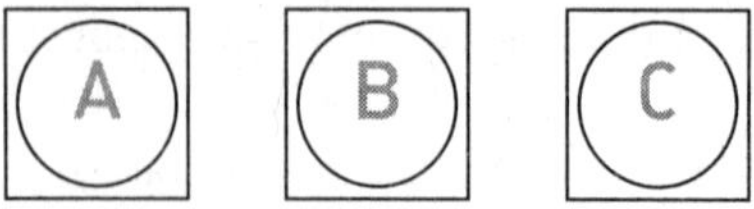

Ahora la tarea del niño consiste en que cada vez que aparezca la letra A, debe decir C, cuando aparezca la B debe decir A y cuando salga la C, debe decir B.

EJERCICIO 3. Se pueden presentar en la pantalla los siguientes estímulos:

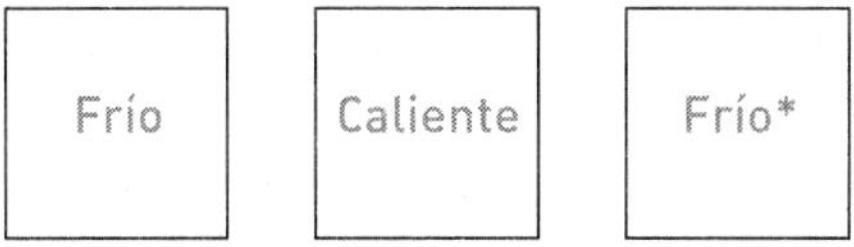

Cada vez que aparezca en la pantalla la palabra «Frío», el niño debe decir caliente, cuando salga «Caliente», debe decir frío y si sale «Frío*» también debe decir caliente.

EJERCICIO 4. En esta actividad son posibles las siguientes opciones:

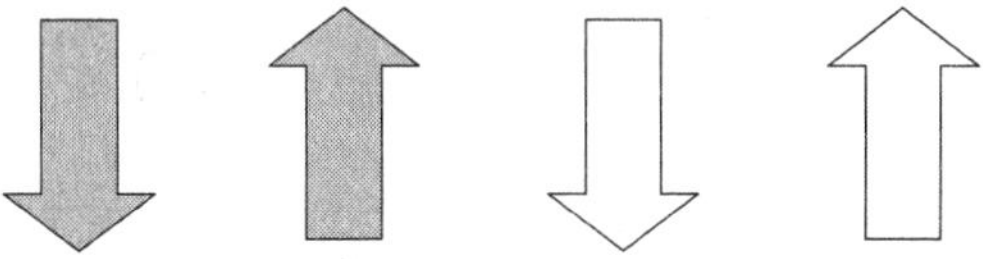

Cada vez que aparezca una flecha gris, el niño debe decir el sentido que marca la flecha (abajo o arriba), en cambio, cuando la flecha sea de color blanco, tenemos que decir el sentido contrario que marca la flecha.

EJERCICIO 5. En la pantalla del ordenador pueden salir las siguientes opciones (también se puede hacer enseñándole al niño o a la clase cartulinas con los símbolos):

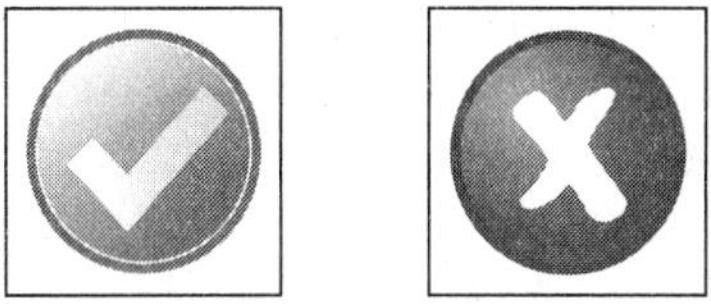

Cada vez que aparezca el símbolo de bien, el niño debe decir «mal», en cambio cuando salga el aspa, el niño debe decir «bien».

Memoria operativa

La memoria operativa es una de las funciones ejecutivas que se ven afectadas en los niños con TDAH. También se le conoce con el nombre de «memoria de trabajo» (*working memory*), puesto que es un tipo de memoria que trabaja y opera con determinada información. Se define la memoria operativa como el proceso psicológico mediante el cual podemos mantener «viva» una información en nuestro cerebro durante unos pocos segundos. Esta información puede ser relativa a palabras, números, nombres u otro tipo de datos. Como bien establecía Alan Baddeley, eminente experto en la memoria humana, la memoria operativa es un tipo de memoria a corto plazo (MCP), pero se diferencia de esta en que la primera no solo almacena información, como hace la MCP, sino que también opera con ella para llegar a un resultado o meta.

El neurotransmisor que está implicado en la memoria operativa es la noradrenalina. Debido a que la recaptación de este neurotransmisor no se sintetiza de manera suficiente en los niños con TDAH, la memoria operativa no funciona de manera óptima. Para compensar su dificultad con este tipo de memoria, los niños con TDAH suelen utilizar la memoria repetitiva o no significativa, es decir, se aprenden los conceptos académicos de memoria y sin que haya un aprendizaje real. Veamos la diferencia entre la memoria operativa y la memoria a corto plazo con un ejemplo. Si nos encontramos con un compañero de nuestra etapa del colegio por la calle al que hace mucho tiempo que no vemos y nos da su número de teléfono, pondremos en marcha nuestra memoria a corto plazo. Para retener esa información en nuestra cabeza, el método que generalmente utilizamos es la repetición. El objetivo es recordar su número de teléfono, pero sin tener que realizar ninguna operación ni procesamiento. En cambio, si una vez que tenemos el número de teléfono en nuestra MCP nos preguntan por los números que ocupan las posiciones pares de dicha información, no solamente tendremos que recordar la información (memoria a corto plazo), sino que tendremos que hacer una operación mental o un procesamiento con dicha información (memoria operativa o de trabajo).

Por lo tanto, en la memoria operativa no se trata solamente de recordar una información tal cual la recibimos, sino que también hay que procesar y modificar determinados datos para llegar a una solución o conclusión. Por ejemplo, vamos a suponer que nos enfrentamos a la siguiente tarea: estamos delante del ordenador y van a ir apareciendo una serie de objetos en la pantalla, de uno en uno. Nuestra misión consiste en contar el número de utensilios de cocina que aparecen en total a lo largo de un minuto. Para esta tarea necesitamos nuestra memoria de trabajo, no solo para almacenar el número de artilugios de cocina que llevamos hasta el momento, sino para irlos sumando cada vez que aparezca alguno. Aunque la tarea es sencilla, sumar de uno en uno implica un uso de la memoria de trabajo, lo cual, según la edad del niño y las posibles dificultades en su memoria operativa, resultará más difícil o más sencillo.

Como venimos diciendo a lo largo del libro, los distintos procesos psicológicos y las funciones ejecutivas son muy difíciles de separar en la práctica, ya que trabajan coordinadamente. Ante una actividad concreta, se activan varios procesos y funciones a la vez. Por esta razón, cuando estamos poniendo en marcha la memoria operativa, también se activan otros procesos que son imprescindibles para que este tipo de memoria pueda realizar bien su tarea, como son el proceso psicológico de la atención, la capacidad de inhibir estímulos que puedan estar interfiriendo en la tarea, la planificación, etcétera.

Las características más relevantes de la memoria de trabajo son:

- **Capacidad limitada:** la cantidad de información que puede almacenar es pequeña. Por ejemplo, nos resultaría extremadamente difícil almacenar y resolver mentalmente el siguiente cálculo numérico: 2+9+15-8+4-1+5-4+7-2.
- **Duración breve:** una vez transcurrido un tiempo, los datos se desvanecen. Existen varios procedimientos para evitar que la información desaparezca, como es el caso

de la repetición. Por ejemplo, podemos mantener el nombre de una calle «vivo» mediante la repetición.

Como señala el profesor Russell Barkley, la memoria de trabajo, tanto la que tiene que ver con la información verbal como la que tiene que ver con la no verbal, está afectada en los niños y adolescentes con TDAH. Como decíamos antes, estas dificultades en la memoria de trabajo llevan consigo problemas en el entorno escolar, familiar y social de los niños. La memoria de trabajo es, por tanto, imprescindible para las tareas escolares, como lectura comprensiva, cálculo de operaciones mentales, lenguaje, organización y planificación de tareas, etc. Es por este motivo por el que los niños con TDAH suelen tener muchas dificultades en asignaturas como Lenguaje y Matemáticas, aunque en el resto de las materias también es necesario un correcto funcionamiento de la memoria para poder rendir adecuadamente. Por ejemplo, si una alumna no tiene buena memoria de trabajo, cuando realice una lectura y llegue al final de la misma, por breve que sea, no recordará lo que ha leído al principio. La memoria operativa nos permite ir guardando en un almacén temporal lo que vamos leyendo en cada frase y párrafo con el objetivo de que el texto, en su conjunto, tenga una coherencia y un sentido.

¿Qué pautas podemos llevar a cabo para mejorar la memoria operativa en los niños con TDAH? Podemos hacer lo siguiente:

- Entrenarles en tareas de cálculo mental, resolución de problemas y lectura comprensiva.
- Darles instrucciones sencillas y de una en una: no avasallarles con una gran cantidad de actividades para hacer.
- Supervisar frecuentemente las tareas que realizan.
- Reforzar positivamente sus actitudes y conductas positivas.
- Complementar lo que deben estudiar con mapas, gráficos, nuevas tecnologías, etcétera.
- Establecer y cumplir un horario con los trabajos que han de hacer por la tarde.
- Uso de estrategias que le recuerden al niño que debe rea-

lizar una tarea. Por ejemplo, usar notas, alarmas, agendas, etcétera.

Existen varios cuestionarios estandarizados para evaluar la memoria operativa de los niños, entre los que destacamos los siguientes:

- Prueba de memoria de trabajo de Siegel y Ryan.
- Subtest de dígitos del WISC-IV, de D. Wechsler.
- Subtest de claves del WISC-IV, de D. Wechsler.
- TOMAL (test de memoria y aprendizaje) de C. R. Reynolds y E. D. Bigler.
- SDMT (test de símbolos y dígitos) de A. Smith.

A continuación, se proponen algunos ejercicios, a modo de ejemplo, para trabajar la memoria operativa de nuestros hijos y alumnos:

EJERCICIO 1. Realiza las siguientes operaciones de forma mental:

a) 2x7-3
b) 4-1+5+7-2
c) 6x3+15
d) 121x3+15-8
e) (8:2+4):8+1

EJERCICIO 2. A los siguientes números debes seguir el patrón de sumarle 3 y restarle 1 como se puede ver en el ejemplo:

Ejemplo: 50 → 53, 52, 55, 54, 57, 56, 59, 58, 61, 60...

a) 8
b) 21
c) 112
d) 1.000
e) 1.000.000

EJERCICIO 3. La tarea del niño consiste en que repita la sucesión de letras que le vamos a leer, pero en orden inverso al que se lo hemos leído.

Ejemplo: si leemos «A, F» debe decirnos «F, A».

a) T, L
b) P, I, Q
c) G, W, R, E
d) A, P, Z, O, K
e) L, I, R, B, S, P
f) O, P, R, W, N, Y, D

Este ejercicio también se puede hacer con números. Si se quiere simplificar la tarea se puede hacer la repetición en orden directo, es decir, que el niño diga las letras o números en el mismo orden que lo dijimos nosotros.

EJERCICIO 4. El niño debe resolver el siguiente acertijo: «Juan es un granjero que tiene muchos animales. En total tiene 22 gallinas, 10 vacas, 15 patos, 8 conejos y 2 burros. Responde mentalmente a las siguientes preguntas:

a) ¿Qué cantidad de animales tiene Juan en su granja?
b) ¿Cuántas patas en total tienen los animales de la granja de Juan?
c) ¿Cuántos animales hay en la granja que tengan pico?
d) ¿Cuántos animales hay en total que caminen a dos patas?
e) Si a Juan le regalasen dos conejos más y cinco gallinas, ¿cuántos animales tendría en total?

EJERCICIO 5. Le presentamos al niño el siguiente acertijo. «El arroz tarda en hacerse al fuego 15 minutos. No podemos retirarlo del fuego antes, ya que estará duro, pero tampoco podemos retirarlo después, ya que estará pasado. Para poder medir el tiempo solo disponemos de dos relojes de arena: uno tiene una duración de 7 minutos y el otro tiene una duración de 11 minutos. ¿Cómo podemos hacer para saber en qué momento exacto debo retirar el arroz del fuego?»

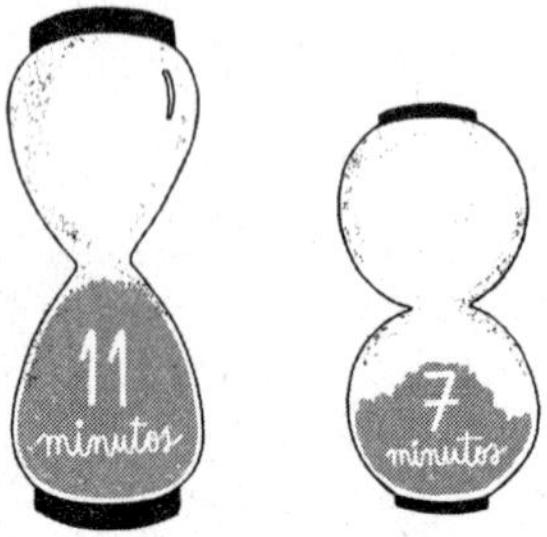

Flexibilidad cognitiva

La flexibilidad o fluidez cognitiva es la capacidad que tenemos para cambiar nuestra forma de pensar y de hacer en función de las demandas de la situación. Veamos un ejemplo de una persona con una alta capacidad de flexibilidad cognitiva. Antonio ha organizado un viaje con su familia a Londres. Él se había encargado de organizar los días que iban a estar en la ciudad. Para el primer día, tenía pensado llevar a su familia a dar una vuelta a Hyde Park, pero esa mañana amaneció fría y lluviosa. Dado que Antonio tiene una buena capacidad de flexibilidad cognitiva, decide que ese día irán a visitar el British Museum y dejar la visita al parque para el día siguiente, ya que no están anunciadas lluvias.

Muchos niños tienen hoy en día problemas en la flexibilidad cognitiva, y no solo los niños con TDAH. Son chicos con un esquema mental muy rígido y estricto y les cuesta mucho los cambios. Aquellos niños con una baja flexibilidad cognitiva tienen serias dificultades para cambiar de tarea cuando están realizando una. Les cuesta mucho adaptarse a los ambientes cambiantes porque son muy rígidos cognitivamente hablando.

Para evaluar con pruebas estandarizadas la flexibilidad cognitiva, podemos utilizar el WCST (test de clasificación de tarjetas de Wisconsin), de R. K. Heaton, G. J. Chelune, J. L. Talley, G. G. Kay y G. Curtiss; y las pruebas de fluidez fonológica y fluidez semántica del ENFEN, de J. A. Portellano y R. Martínez Arias.

Algunas de las tareas que se pueden proponer para trabajar y mejorar la flexibilidad cognitiva de nuestros chicos son:

- Realizar una tarea de cálculo mental de sumas y al minuto cambiar a restas.
- Fluidez fonológica: decir todas las palabras que se nos ocurran que comiencen por una determinada letra, que contengan una letra o que acaben por la sílaba «to».
- Fluidez semántica: escribir todas las palabras que pertenezcan a grupos concretos, como, por ejemplo, medios de transporte, animales que viven en el mar, países europeos, nombres de mujer, deportistas, etcétera.

- Fluidez de diseño: hacer tantas formas como se nos ocurran con cuatro palillos durante treinta segundos.

EJERCICIO 1. El niño tiene 30 segundos para decir todas las palabras que se le ocurran que empiecen por la letra «T». Al finalizar el tiempo, le diremos que durante otros 30 segundos debe decir tantas palabras se le ocurran que terminen en «sa».

EJERCICIO 2. Debes decir todas las palabras que se te ocurran durante 20 segundos que pertenezcan a los siguientes grupos:

a) Medios de transporte
b) Nombres de mujer
c) Animales mamíferos
d) Futbolistas famosos
e) Marcas comerciales que comiencen por la letra «C»

En función de la edad del niño, se puede complicar o simplificar más.

EJERCICIO 3. Fíjate bien en la siguiente imagen.

Tienes delante de ti nueve puntos que forman un cuadrado. Tu tarea consiste en unir estos nueve puntos con solo cuatro líneas rectas sin poder levantar el lápiz del papel. Adelante.

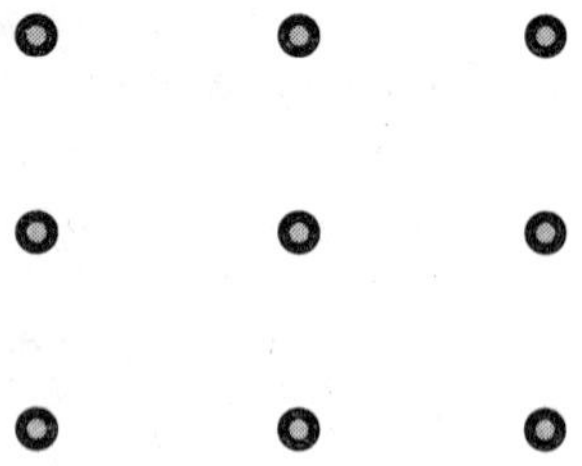

EJERCICIO 4. En esta tarea tienes que ir uniendo mediante una línea estas letras y números de tal manera que los vayas alternando.

Ejemplo: empezamos en la letra A y la uniremos al número 1. De ahí seguiremos nuestro trayecto buscando la letra B, después el 2, la letra C y así sucesivamente. Cuanto más largo lo hagamos, más complejo será.

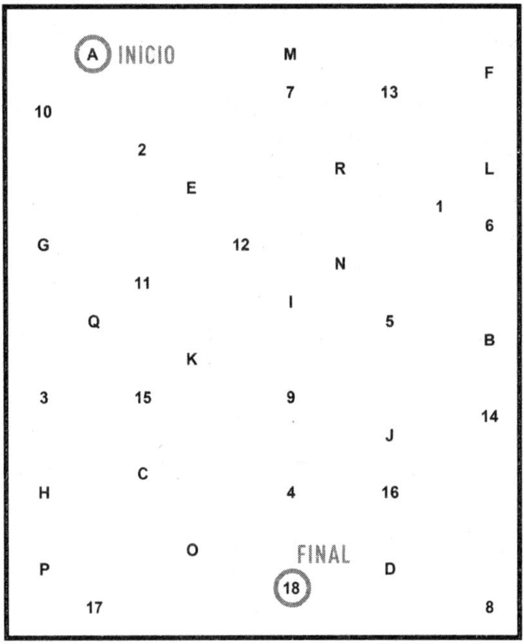

EJERCICIO 5. Nos ponemos por parejas y con dos barajas de cartas españolas. Se reparten todas las cartas y los dos participantes tienen las cartas boca abajo de tal manera que no las ven. Durante los primeros 30 segundos, cada participante irá poniendo una carta encima de la mesa y se irá sumando a la anterior. Si el primero en jugar saca un 3, cuando su compañero saque otra carta y la ponga encima del 3, la sumará. Iremos sumando cada carta que pongamos. Al acabar los 30 segundos, haremos lo mismo, pero realizando restas. Este proceso lo podemos hacer hasta que se acaben las cartas, alternando la operación matemática (sumas y restas) cada medio minuto.

Planificación

Entendemos la planificación como aquel proceso mediante el cual organizamos y ponemos en marcha una serie de pasos para conseguir una meta u objetivo. Cuando estamos planificando algo, siempre contamos con varias alternativas. Una vez puesta en marcha la opción elegida, se puede rectificar o amoldar la conducta si fuese necesario.

Veamos un ejemplo de la vida cotidiana. María recibe una llamada de su amiga Luisa invitándola a tomar un café a su casa nueva. Para ello, María mira en un callejero cuáles son las diferentes maneras de ir a casa de Luisa. Una vez decidido el trayecto, María coge el coche dispuesta a ir a la nueva casa de su amiga. A mitad de camino, María se encuentra con que una de las calles por las que tenía que pasar está en obras. Debido a este contratiempo, se ve obligada a cambiar su trayecto para poder llegar a su destino. En este ejemplo, vemos cómo funciona el proceso de la planificación. María valora las diferentes opciones para llegar a su destino, elige la que cree más adecuada (ir por la autopista, evitar atascos, ir por sitios que ella conoce, etc.) y es capaz de rectificar su conducta cuando se encuentra con dificultades o impedimentos (zona en obras) para alcanzar su meta.

Ricardo es un joven de dieciséis años con TDAH que quiere preparar una receta sorpresa para sus padres. Se mete en la cocina y decide hacer una tortilla de verduras. No dedica un tiempo a preparar los ingredientes antes de hacer la tortilla, con lo que empieza a hacerla sin más. Ante esta ausencia de preparación, mezcla los diferentes pasos, se le quema el aceite, acude varias veces a la despensa a por ingredientes, no se acerca el cubo de la basura para tirar los desechos, etc. Además de no planificar la sucesión de pasos que tiene que dar y en qué orden lo debe hacer, Ricardo no evalúa en tiempo real cómo está haciendo la tarea y, por tanto, no es capaz de rectificar sus errores.

Podemos utilizar las siguientes pruebas para evaluar cómo un niño realiza los procesos de planificación:

- TESEN (test de los senderos), de J. A. Portellano y R. Martínez Arias.
- Test de las anillas, de J. A. Portellano y R. Martínez Arias.
- Test de laberintos, de S. D. Porteus.
- Test de la figura compleja, de A. Rey.
- Subtest de laberintos del WISC-IV, de D. Wechsler.

A modo de ejemplo, os proponemos aquí algunas actividades para mejorar la planificación de vuestros hijos y alumnos:

- Realización de laberintos.
- Ordenar secuencias lógicas de imágenes.
- Torre de Hanoi.
- Torre de Londres.

EJERCICIO 1. Torre de Hanoi

Este juego clásico consiste en pasar todos los discos que aparecen en la varilla de la izquierda a alguna de las varillas que al comenzar están vacías. Para realizarlo, solo se puede mover un disco por movimiento, siendo este el que esté en la parte superior de la varilla. Además, no podemos poner discos mayores sobre discos menores en ninguna varilla.

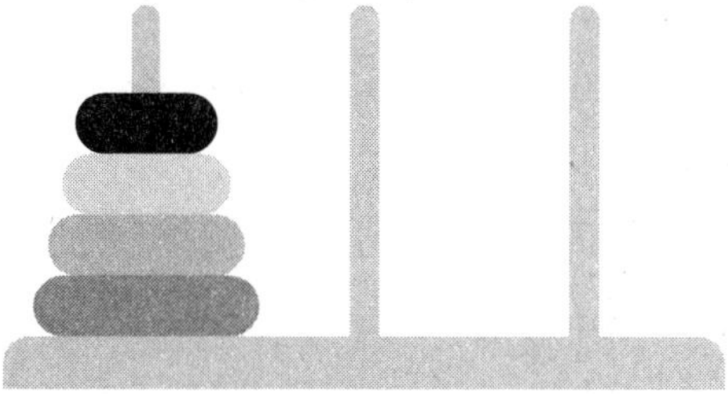

EJERCICIO 2. El niño debe unir los números que aparecen en la siguiente ficha en orden descendente, sabiendo que se empieza en el número 50 y se acaba en el 7.

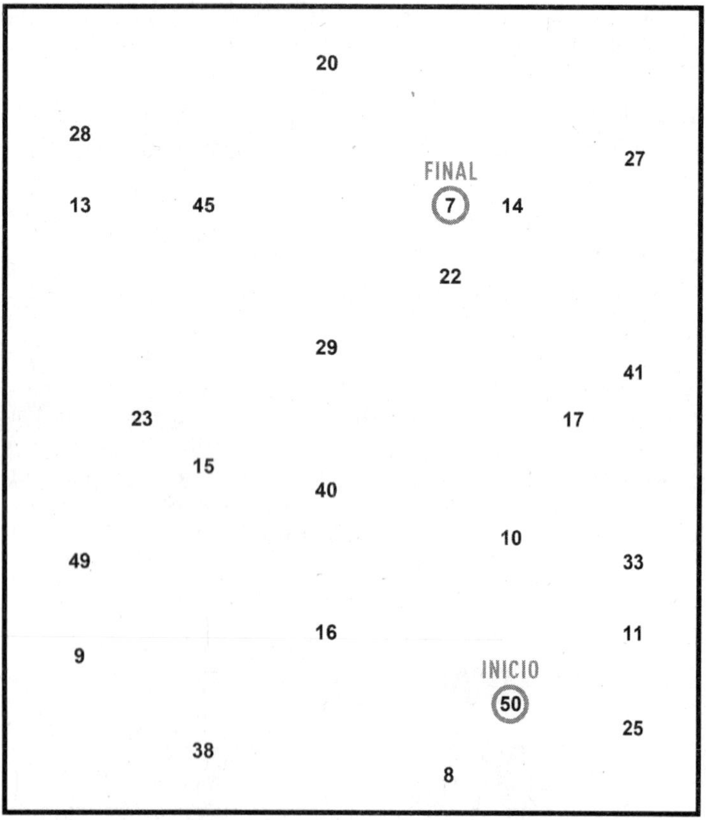

EJERCICIO 3. Misioneros y caníbales

En este juego, tenemos en un lado de la isla a 3 misiones y a 3 caníbales. Disponen de una barca para poder llegar todos ellos al otro lado de la isla. En la barca solo caben dos personas, pero debemos tener en cuenta que el número de caníbales jamás podrá superar al número de misioneros en ningún lado de la isla, pues se comerían a los misioneros. ¿Cómo lo podemos conseguir?

EJERCICIO 4. Resuelve el siguiente laberinto.

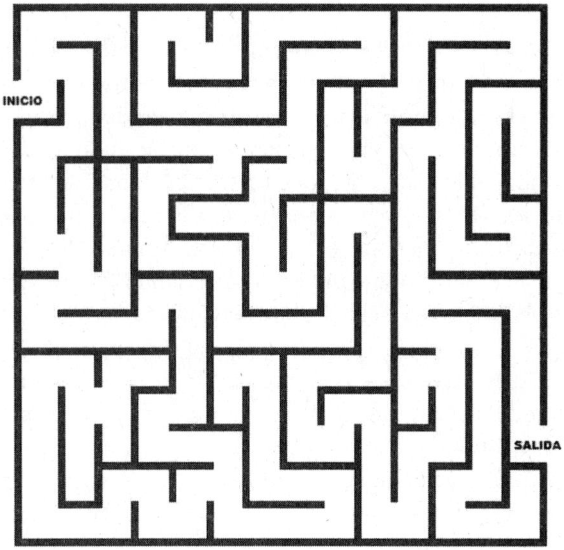

EJERCICIO 5. Ayuda al señor Gutiérrez a ordenar las siguientes horas del día de la más madrugadora a la más cercana a la medianoche.

18:35 **10:55** **15:35**

10:35

21:50 **18:30**

22:15

13:05 **11:30** **13:15**

21:00

6:25

17:09

9:54 **14:03**

12:45 **13.00**

19.00

PRUEBAS ESTANDARIZADAS PARA EVALUAR LAS FUNCIONES EJECUTIVAS

Como hemos visto a lo largo del capítulo, es difícil separar unas funciones ejecutivas de otras, ya que trabajan de una manera muy estrecha y coordinada. Por ejemplo, cuando le proponemos al alumno un ejercicio para trabajar la planificación, también estamos trabajando otras funciones ejecutivas como la atención y la inhibición. Existen algunas pruebas estandarizadas para evaluar funciones ejecutivas de una manera general. Las siguientes son las más comúnmente utilizadas en colegios y consultas para evaluar las funciones ejecutivas de los niños:

- ENFEN (evaluación neuropsicológica de las funciones ejecutivas en niños), de J. A. Portellano, R. Martínez Arias y L. Zumárraga.
- BRIEF (evaluación conductual de la función ejecutiva). Adaptación a población española de M. J. Maldonado Belmonte, C. Fournier del Castillo, R. Martínez Arias, J. González Marqués, J. M. Espejo-Saavedra Roca y P. Santamaría.
- FDT (test de los cinco dígitos), de M. Sedó.
- Aula-Nesplora: esta prueba ya se ha explicado en el capítulo 4.

JUEGOS PARA DESARROLLAR LAS FUNCIONES EJECUTIVAS

Además de las actividades y tareas que se han ido proponiendo en el presente capítulo para cada una de las funciones ejecutivas, mostramos un listado de juegos clásicos que podemos utilizar para, de una manera lúdica, trabajar las funciones ejecutivas. Entre ellos destacamos:

- Ajedrez: es uno de los juegos de mesa más potentes y efectivos para trabajar las funciones ejecutivas.
- Parchís.
- Las damas.

- Tangram.
- Juegos de cartas: la escoba, el cinquillo, el cuadrado, el uno, etcétera.
- Scattergories.
- Jungle Speed.
- Rummikub.
- Tabú.
- Pictionary.
- Scrabble.
- Risk.

Todos estos juegos y actividades que se proponen se deben adecuar a la edad de los chicos, ya que dependiendo de esta, unos juegos resultarán más atractivos que otros.

Como conclusión, cualquier actividad o juego que haga trabajar los procesos atencionales, inhibitorios, memorísticos, de planificación, etc., van a resultar útiles para estimular de manera lúdica y divertida los procesos ejecutivos. Como suelo decir, si queremos favorecer las funciones ejecutivas debemos tirar de nuestra creatividad para proponer tareas y actividades lo más dinámicas y atractivas posible para los chicos.

CAPÍTULO 7

ORIENTACIONES PARA PADRES

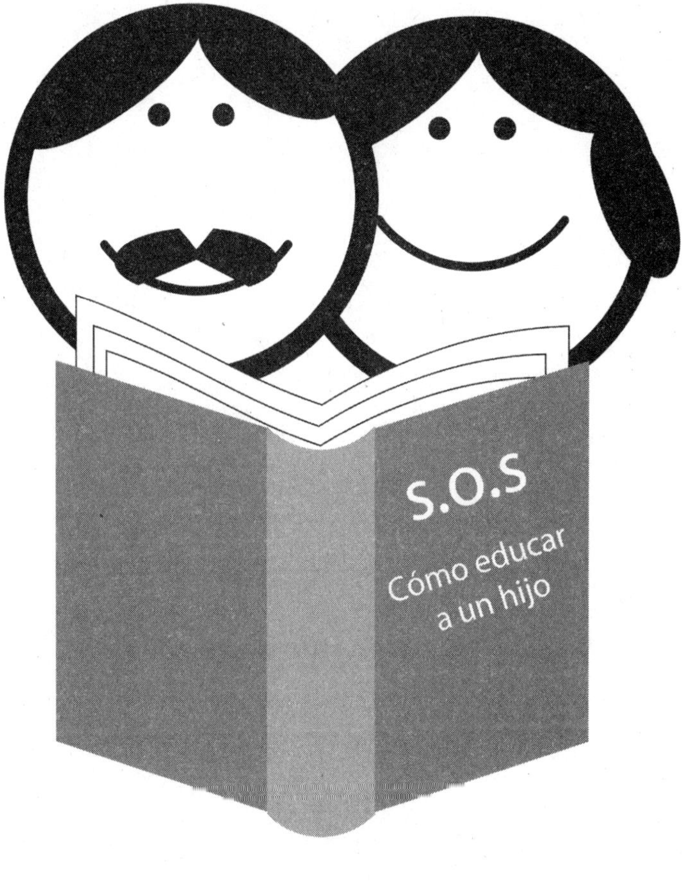

En este capítulo queremos profundizar en algunas de las orientaciones y pautas para padres de niños con TDAH. Como ya hemos comentado, aunque todos compartan un mismo diagnóstico, cada niño va a tener una problemática y una sintomatología diferente. Las dificultades pueden manifestarlas en mayor medida en unos contextos o en otros. Debemos recordar que el TDAH es una dificultad para realizar algunas tareas, aunque rara vez es un impedimento para llevarlas a cabo. Por ello, os planteamos múltiples tareas y orientaciones para mejorar el rendimiento y comportamiento de vuestros hijos con TDAH. ¿Qué pautas podemos seguir ante las diferentes problemáticas de nuestros hijos con TDAH? A continuación, aparecen una serie de consejos que esperamos os sean de utilidad.

¿CÓMO EXPLICARLE A MI HIJO QUE TIENE TDAH?

Sin lugar a dudas, es nuestro deber como padres y profesionales, explicarle al niño qué es el TDAH y cuáles son sus síntomas. Al proceso de explicarle al niño, independientemente de la edad que tenga, lo que le pasa se le conoce con el nombre de «psicoeducación». Es importante hacer una buena intervención psicoeducativa con el niño. No es solo un deber ético, sino que darle al niño una explicación de lo que le pasa, le va a ayudar a afrontar mejor sus dificultades. Tomar conciencia de nuestros obstáculos ya es un paso importante hacia la superación de los mismos. Por supuesto, el lenguaje y la manera de decírselo no serán los mismos para un niño de siete años que para un adolescente. El hecho de evitar contarle a nuestro hijo lo que le sucede no va a hacer más que aumentar su grado de frustración y ansiedad, puesto que no entenderá lo que le está pasando.

Como ya hemos dicho, el TDAH no se puede interpretar como una imposibilidad de hacer algo, sino como una dificultad que tiene el niño para hacer determinadas tareas. Gracias a su esfuerzo y al apoyo de sus padres, educadores y los profesionales que le rodean, conseguirá superar los diferentes obstáculos. Otro aspecto importante a tener en cuenta en la conversación con el niño es enfocarla de manera positiva y siempre con ejemplos de su vida cotidiana. Por ejemplo, explicarle que a veces se enfada mucho con sus amigos porque le cuesta calmar sus emociones o que se mueve tanto debido a que tiene TDAH. Muchas veces, haciéndoles esquemas o dibujos sencillos sobre cómo funciona su cerebro lo pueden comprender mejor.

Antes de comunicárselo al niño es recomendable que los padres piensen qué le van a decir exactamente. Y no solamente el contenido, sino también el día que se lo van a decir, en qué contexto, etc. Dado que es una conversación importante, hay que prepararla bien. Lo que se pretende con esto es que planifiquéis bien la conversación. Es importante que este hecho sea una conversación y no un monólogo por parte de los padres. Debemos dejarle al niño que intervenga en todo momento, haciendo sus preguntas o pidiendo aclaraciones sobre lo que le estamos contando.

En caso de que sean los profesionales los que le expliquen al niño que tiene TDAH, nos encontramos con que, como se dice cotidianamente, «cada maestrillo tiene su librillo». Por ejemplo, Francisco Montañés, especialista en psiquiatría y TDAH, suele explicarles a sus pacientes que el TDAH es un problema del desarrollo y que mejora con el tiempo. Para ello, les suele poner ejemplos que puedan entender, como es el caso de la ortodoncia. Muchos niños llevan aparato en los dientes de manera puntual en su infancia hasta que ya no es necesario llevarlo. Por su parte, Alberto Fernández Jaén, responsable de la Unidad de Neurología Infantil del Hospital Universitario Quirón (Madrid), les explica sus dificultades a los niños con TDAH con una campana de Gauss: «Hay personas que son delgadas y otras son gruesas, unas son altas y otras bajas, unos son inteligentes y otros menos inteligentes. En tu caso tienes una baja capacidad para concentrarte y autocontrolarte».

ESTABLECER NORMAS Y LÍMITES EN CASA

Es imprescindible que en casa existan unas normas y límites para nuestros hijos. Los límites en casa hacen referencia a las ideas generales de educación que tiene una familia. Nos dan información de hasta dónde y qué se puede hacer. Siempre utilizo el símil de las vallas para explicar el concepto de límite. Pensemos que llegamos a una pradera gigantesca con nuestros hijos dispuestos a pasar una agradable tarde. Los niños, nada más llegar, ya tienen ganas de explorar el terreno: ir al río, tirarse por las laderas, correr, jugar a la pelota, etc. Como la pradera no tiene unas vallas, son los padres los que tienen que decidir en qué lugar ponerlas. ¿Dónde las pondríais vosotros? En función de la familia, unas restringirían mucho el terreno donde dejarían estar y jugar a sus hijos, mientras que otras delimitarían un gran terreno para que sus hijos camparan a sus anchas. El concepto de normas hace referencia a las pautas, actitudes y comportamientos que están permitidos y prohibidos en el ámbito familiar. Es decir, que la norma es la traducción más concreta en formato conductual y llevada a la práctica. Continuando con el ejemplo de la pradera, una norma sería: «Podéis ir donde queráis, pero a las 14.30 tenéis que estar aquí para comer.» Las normas pueden ser impuestas por una empresa o institución de manera permanente o también pueden ser decididas por la familia en una situación concreta, como, por ejemplo, «queda prohibido bañarse en el río». El límite es un concepto más global que el de norma.

El hecho de que en casa existan unas normas es un claro factor de protección ante las conductas de riesgo en los niños. La familia es el primer lugar donde los niños se encuentran con unas normas que cumplir y unas obligaciones que llevar a cabo. Desde luego, es el mejor lugar para ensayar y practicar para posteriormente generalizar a otros ámbitos (escuela, amigos, etc.). Las normas y los límites dan seguridad a los niños sobre los caminos que tienen que seguir y las posibles consecuencias asociadas a sus actos. Es mejor establecer en casa pocas normas, pero claras, que intentar establecer muchas de una manera desorganizada. Es importante priorizar unas sobre otras. En ocasiones tenemos que hacer un ejercicio de distinguir lo importante de lo deseable. No podemos plantearnos como objetivo tener niños modélicos. En el establecimiento de normas es aconsejable que les hagamos partícipes, tanto en el caso de niños como de adolescentes. Darles la opción de que puedan opinar y participar en las normas de convivencia de la familia aumentará la probabilidad de que las acepten y las cumplan.

DAR SOLAMENTE UNA INSTRUCCIÓN

En muchas ocasiones, fruto del ritmo de vida que llevamos los adultos y la sociedad en la que vivimos, les damos a nuestros hijos una serie de órdenes ilimitadas. En el caso concreto de los chicos con TDAH, al tener afectada su memoria de trabajo y su concentración, no van a poder registrar y almacenar toda la información que les estamos dando. No es infrecuente escuchar a un padre decirle a su hijo: «Juan, al entrar en casa, recuerda que te tienes que quitar los zapatos y ponerte las zapatillas de estar por casa. Después ponte a merendar, que te tienes que poner rápido a hacer los deberes. Cuando acabes los deberes, tienes que llamar al abuelo, que hoy es su cumpleaños». Los niños con TDAH empiezan por escuchar la primera instrucción («cuando entres en casa cámbiate los zapatos por las zapatillas de estar por casa»); como el padre no le ha dejado tiempo para procesar lo que tiene que hacer y continúa dándole el resto de las instrucciones (merienda, hacer los deberes, llamar al abuelo, etc.), el niño realiza, en el plano del procesamiento cerebral, un acto muy parecido al que hacemos cuando minimizamos diferentes ventanas en nuestro ordenador. Al irlas minimizando, no están «visibles en la pantalla», por lo que el niño no las recuerda. Lo que el padre de Juan debería haber hecho es darle una sola instrucción y no pasar a la siguiente hasta que hubiera cumplido la anterior. De esta manera, el padre de Juan se asegura que su hijo procesa, comprende y cumple cada una de las normas que le dice y no se olvida de ninguna. Las órdenes que dan los padres deben ser claras, concisas y con un tono de voz neutro. Debemos evitar los chantajes emocionales. Recuerdo que en una ocasión, un padre me confesó que, fruto de su rabia e impotencia al no conseguir que su hija le hiciera caso, la amenazó con un «si vuelves a no hacerme caso, esta vez seré yo quien no te haga caso durante todo el día». Este tipo de respuestas deben ser evitadas siempre, ya que afectan a la autoestima de nuestros pequeños.

DEJARLES TIEMPO PARA PROCESAR

Por curiosidad, ¿sabéis cuánto tiempo tarda en presionar un botón un chico que no tiene TDAH cuando ve en un ordenador un número o símbolo concreto? Unos seiscientos o setecientos milisegundos, es decir, poco más de medio segundo. ¿Y un niño impulsivo? ¿Cuánto creéis que tardaría? En torno a un segundo. Esto se debe a que su velocidad de procesamiento, es decir, el tiempo que pasa desde que ve el estímulo hasta que da la respuesta (apretar el botón), es muy lenta, comparándola con la de un niño sin TDAH. La mayoría de la gente cree que los chicos impulsivos procesan la información más rápidamente de lo normal. Esto no es cierto, ya que los niños impulsivos son aquellos que procesan los diferentes estímulos que perciben en el ambiente de una manera más lenta que la mayoría de las personas de su edad.

Por este motivo debemos dejar más tiempo a los niños con TDAH para que procesen la información que les estamos transmitiendo. Muchas veces, fruto de la sociedad en la que vivimos y de los ritmos de vida que llevamos, pretendemos incluir a nuestros hijos en esa misma espiral. Practicar algún ejercicio de relajación, *mindfulness* o yoga puede favorecer el que estemos más tranquilos y serenos.

FRAGMENTAR LAS TAREAS Y HACER DESCANSOS CEREBRALES

Como modelos de nuestros hijos, es importante que les enseñemos a dividir o fragmentar las tareas, sean escolares o de cualquier otro tipo, en pequeñas subtareas. Cuando la tarea es compleja o novedosa para nuestros hijos, lo ideal es dividirla en partes. También conviene dividirla si exige mucho tiempo, como es el caso de los deberes escolares. Veamos el siguiente caso práctico.

Ana es una niña de diez años que tiene TDAH de presentación inatenta. Es muy trabajadora en el colegio y su comportamiento en clase es muy bueno. Por las tardes, cuando llega a casa, su madre la espera para ayudarla a hacer los deberes y para estudiar. Hoy, Ana llega a casa con deberes de Matemáticas, Lengua y Sociales. Su madre hace un cálculo aproximado del tiempo que Ana puede tardar en hacer los deberes y le establece tiempos para cada asignatura, así como periodos de descanso entre medias. Los tiempos estimados son: veinte minutos de Matemáticas, quince de Lengua y treinta para hacer el esquema que le ha mandado el profesor de Sociales. Dado que lo que más le cuesta a Ana son las asignaturas de estudiar, su madre decide que empiece por lo más complicado, es decir, el esquema de Sociales. Como esta tarea le llevará media hora, cuando la concluya harán un descanso cerebral que consiste en jugar a la escoba con las cartas durante tres o cuatro minutos. Pasados esos minutos comenzará los deberes de Matemáticas, y al acabarlos volverán a hacer un descanso cerebral, que esta vez consistirá en levantarse de la silla y hacer unos estiramientos y ejercicios de equilibrio, también durante tres o cuatro minutos. Ya para terminar, Ana hará los deberes de Lengua.

La idea es poder dar descanso al cerebro y al cuerpo para volver a la carga con más energía y motivados. Este es el motivo por el que se intercalan momentos de hacer deberes con actividades más lúdicas y de entretenimiento. Es importante que se planifique la tarde de modo que los niños puedan tener tiempo libre después de las tareas escolares para hacer lo que más les guste (jugar con sus hermanos o a la videoconsola, ver su serie favorita, manejar el móvil, etc.). Se ha comprobado que la única diferencia en los hábitos de vida entre los niños con TDAH y los que no tienen esta dificultad es que los primeros dedican más horas al estudio.

SEGUIMIENTO DEL ÁMBITO ESCOLAR

Es muy importante que los padres lleven un seguimiento de la agenda de su hijo, para estar al tanto de los aspectos más destacados de su día a día (deberes, exámenes, trabajos individuales y en grupo, excursiones, material necesario para llevar al colegio, etcétera). Esto también implica acudir a las tutorías y mantener un contacto estrecho y cálido con los profesores, el tutor o la tutora y el Departamento de Orientación, en caso de que sea necesario.

En muchas ocasiones, este seguimiento implica que los padres se sienten literalmente con los niños a hacer las tareas como veíamos en el punto anterior. Algunas familias me comentan que, hartos de estar todo el día encima de ellos, han decidido probar algo nuevo: dejar a sus hijos con TDAH que se organicen solos para ver si ganan en autonomía. La gran mayoría de las veces, esta prueba acaba en un fracaso estrepitoso. No podemos dejar que se estrellen en los estudios. Si los niños con TDAH ya tienen dificultades cuando están con un adulto que les ayuda a gestionarse y a no concentrarse, ¿cómo vamos a pretender que mejoren ellos solos sin ninguna guía? Lo normal es que estén solos en su habitación divagando y pensando en cualquier cosa menos en lo que tienen que hacer.

Todas las personas necesitamos y agradecemos tener una serie de hábitos que configuren un horario lo más estructurado posible. En el caso de los niños con TDAH esto es así con mayor motivo. Por ello, además de tener una serie de normas y límites bien establecidos en casa, es necesario, para el bien de todos, que las tardes en casa sean lo más rutinarias y predecibles posible. Como ya hemos comentado anteriormente, los dispositivos tecnológicos pueden ser de gran ayuda y suelen motivar mucho a los niños y adolescentes con TDAH, pero hay que gestionarlos adecuadamente. A pesar de que les gustan mucho, y que en ellas pueden trabajar diferentes conceptos y habilidades que son fundamentales, en el equilibrio está la virtud, como se dice habitualmente. Una queja muy habitual de los padres de niños y adolescentes con TDAH es que estos dedican muchas horas a los videojuegos y a los móviles. Ante esto, debemos tener en cuenta:

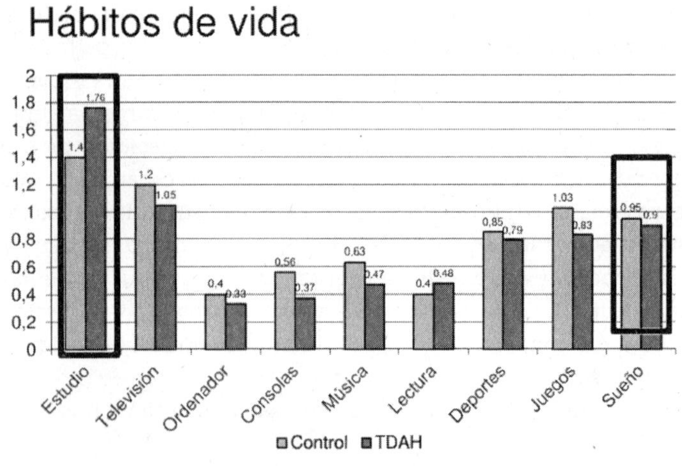

N=124 TDAH vs 75 controles
Subtipo C=71 In=33 HI=3

- Utilizarlas durante periodos de tiempo cortos. Si los niños usan las videoconsolas o móviles durante mucho tiempo, estarán demasiado excitados e inquietos. Sabemos que la sobreexposición hiperactiva a los niños, más aún si tienen TDAH.
- Evitar que utilicen este tipo de dispositivos a partir de las 20.00 horas o justo antes de cenar o dormir. Esta sobreexcitación también hay que evitarla antes de hacer las tareas escolares.

FAVORECER SU AUTOMONITORIZACIÓN

Como ya hemos comentado en capítulos anteriores, los niños con TDAH tienen serias dificultades para automonitorizarse, es decir, ser conscientes y autoevaluar cómo están haciendo determinada tarea. Por eso es necesario que les ayudemos a hacerlo. Es muy importante decirles cómo están haciendo determinada conducta durante la ejecución de la tarea y después de ella. Como al principio de cada destreza que aprendemos, necesitamos que alguien (profesor, padres) nos diga cómo tenemos que realizar la actividad. La primera vez que cogimos un lápiz no sabíamos hacer letras ni formas geométricas, pero poco a poco fuimos interiorizando un lenguaje para poder darnos instrucciones a nosotros mismos y evaluar cómo lo estábamos haciendo, por si era necesario hacer alguna rectificación. El objetivo que perseguimos es pasar de un control externo en la monitorización a un control interno (automonitorización). En un primer momento son los padres y maestros quienes tienen que ayudar a los niños con TDAH, para que posteriormente sea una habilidad que puedan realizar ellos solos.

ESTIMULAR LA CURIOSIDAD DE NUESTROS HIJOS

Imaginad que una noche llega nuestra pareja a casa con un regalo para nosotros. ¿Acaso no tendríamos ganas de abrirlo para saber qué es? Como decíamos en el punto anterior, no hay mejor manera de mantener activo el cerebro de nuestros hijos que incentivando su curiosidad. Toda novedad supone un incentivo para los niños, que están deseando conocer y aprender cosas nuevas. Recuerdo que en una ocasión entré en el aula de secundaria, dispuesto a dar mi clase, con una caja blanca y un lazo rosa que la envolvía. La coloqué encima de mi mesa y empecé a dar la clase como si nada diferente estuviera sucediendo. Os podéis imaginar cómo estaban los adolescentes de curiosos respecto a lo que había dentro de la caja. Algunos la miraban fijamente, otros cuchicheaban con el compañero de mesa, otros me miraban con cara de «ábrela ya, por favor», y otros, los más curiosos e impacientes, levantaron la mano y me preguntaron directamente qué había en la caja. Con este ejemplo vemos lo fácil que es estimular la curiosidad de nuestros hijos y alumnos.

JUGAR ES IMPORTANTE

Somos de las pocas especies animales cuyos miembros juegan cuando son adultos. Nos gusta jugar, no solo con nuestros hijos pequeños, sino también entre nosotros. ¿Qué son si no los partidos de fútbol o tenis que jugamos los adultos? Pero no solamente nos gusta jugar, sino que también nos gusta ver a los demás jugando. Por este motivo, millones de personas ven los partidos de fútbol, baloncesto, Fórmula 1, carreras de motos, etc. A los niños les gusta mucho jugar, y además es necesario e importante para un correcto desarrollo. Recuerdo que en una ocasión, mi sobrino quería tener a toda costa una pistola para jugar. Sus padres no eran muy partidarios de que la tuviera. Un día, Hugo vio que sus amigos tenían una y se la pidió. Cuando su padre le vio con ella, casi le dio un síncope y fue a quitarle el arma de las manos. Me encantó el razonamiento de Hugo mientras su padre le quitaba la pistola: «Pero si es solo un juego». Y cuánta razón tenía Hugo. Por ello es muy importante que los padres jueguen con sus hijos. Además, tiene importantes funciones para afianzar sus lazos. Actividades como jugar en la playa a las palas, saltar olas y hacer castillos de arena son un divertidísimo ejemplo. Una actividad que os propongo es utilizar los juguetes de uno en uno. El objetivo es trabajar y potenciar su concentración en una tarea y durante un tiempo prolongado.

NO MEZCLAR LOS DIFERENTES ÁMBITOS

Imagina por un momento que le has sido infiel a tu pareja. ¿Qué pensarías si al día siguiente, al llegar al trabajo, te comunicaran que te han despedido por el acto de infidelidad? Seguramente pensarás que es algo surrealista, ¿verdad? La consecuencia de ser infiel a mi pareja no puede tener como consecuencia un despido laboral. Pues bien, esto lo repetimos constantemente con nuestros hijos. Por ejemplo, como has suspendido el examen de Matemáticas, no vas a ir a los entrenamientos de baloncesto en toda la semana. ¿Os resulta familiar esta situación o alguna similar?

La vida de nuestros hijos está formada por diversos ámbitos. A lo largo del libro hablamos de diferentes áreas: académica o escolar, familiar, social, afectiva, conductual y de funciones ejecutivas. Los padres deben tener un especial cuidado en no mezclar estas áreas entre sí. Las consecuencias de nuestros actos deben cumplirse en el contexto o ámbito en que dichos actos se llevaron a cabo. Como comenta José Ramón Gamo en todas sus charlas, «no podemos mezclar las diferentes cajas de nuestros hijos». Aunque su rendimiento académico no cumpla con nuestras expectativas, jamás podemos poner en duda la valía personal y afectiva de nuestro hijo. En el ejemplo que hemos puesto, el área académica ha afectado e inundado la caja afectiva. Los padres debemos tener especial cuidado en no deteriorar la relación de confianza que tenemos con nuestros hijos por unos malos resultados académicos.

En mi opinión, en España tenemos la tendencia a endiosar, hasta límites insospechados, la caja académica de nuestros hijos. Para la mayoría de los padres, esta es la caja principal. Esto quiere decir que si el niño cumple con las expectativas académicas de sus padres, tiene su cariño y atención. En cambio, si los resultados del colegio no son los que esperamos, le retiramos el afecto y, hasta incluso, la palabra. Esta manera de actuar es completamente perversa y debemos tener cuidado con ella. No podemos permitir que un mal examen o unas malas notas trimestrales dejen a un niño sin regalos de Reyes y con un ambiente tenso y enrarecido durante gran parte de las vacaciones. Los padres debemos aprender a separar estas cajas. El hecho de que mi hijo no se haya esforzado para un examen concreto o durante un trimestre entero no tiene por qué influir en el cariño que siento hacia él o ella. Uno de los libros que siempre recomiendo es *El guion de vida*, de José Luis Martorell, que aparece en la bibliografía de este volumen. En él, Martorell describe de manera sencilla y brillante cómo nuestras expectativas y guiones calan en nuestros hijos.

POTENCIAR LAS HABILIDADES POSITIVAS DEL NIÑO

Luis Rojas Marcos, prestigioso psiquiatra, reconoce que la música fue muy importante para él a lo largo de su infancia y adolescencia. Aprendió a tocar el piano cuando era pequeño y eso le sirvió para mejorar su autoestima. Se sentía muy bien tocando el piano. A pesar de que en el colegio sus notas y su comportamiento no eran nada buenos, el piano le ayudó mucho, ya que todos le admiraban por su habilidad y era muy gratificante para él.

Una de las pautas más efectivas que podemos poner en marcha para los niños con TDAH es animarles a que toquen algún instrumento musical. Por ejemplo, tocar la batería les suele gustar mucho, además de que para los niños hiperactivos supone un gran esfuerzo motriz y requiere de altas dosis de concentración y coordinación. Otro aspecto positivo de la batería es que se suele tocar con otros compañeros, lo cual hace mejorar el aspecto social.

HÁBITOS SANOS: DIETA EQUILIBRADA, DESCANSO Y PRACTICAR ALGÚN DEPORTE

Como comentábamos antes, somos seres de hábitos y costumbres. Y como no puede ser de otra manera, en la alimentación, el descanso y la práctica de un deporte es importante tener una buena regularidad.

Respecto de la alimentación, los niños con TDAH deben alimentarse de la misma manera que el resto de los niños. Se han nombrado muchos tratamientos alimenticios para los niños con TDAH, pero no hay nada probado científicamente, ni resultados contundentes que lleguen a una misma conclusión. Por ello, dietas que eliminen de raíz los azúcares no son efectivas en el caso de los niños con TDAH, ya que todos los niños necesitan de azúcares, aunque sea de forma moderada.

Como explica Francisco Mora en su libro *Neuroeducación. Solo se puede aprender aquello que se ama*, el *sueño* aparece como una necesidad de poder consolidar nuestros aprendizajes a lo largo del día. Sirve para consolidar los procesos de memoria. El sueño es una de las consecuencias de la encefalización, es decir, del aumento del cerebro, y más particularmente en relación con el peso del cuerpo. El ser humano tiene una encefalización de un 7 en la comparación cerebrocuerpo; el perro tiene un 1. El sueño lo que hace es reparar el aumento de temperatura que tiene el cerebro, baja su temperatura. Estamos programados para echarnos la siesta porque necesitamos un pequeño descanso para que se enfríe el cerebro y poder continuar aprendiendo. Sin sueño REM, la memoria no se consolida. El sueño profundo de siete u ocho horas que tenemos nosotros no lo tienen los demás animales. Tiene que ver con el proceso de encefalización.

En cuanto al deporte, solamente añadir que tiene efectos positivos sobre la concentración y otros síntomas del TDAH. En multitud de estudios se ha comprobado como al hacer deporte nuestro cerebro segrega dopamina y endorfinas, que son aquellos neurotransmisores que hacen que nos sintamos relajados y bien después de practicarlo. No es que el deporte sea una orientación exclusiva para los niños con TDAH, más bien es para toda la población, pero sí que es importante que estos niños realicen actividades físicas regularmente. Además, favorece su aspecto social y emocional.

SÉ EXPERTO EN TDAH

Los padres deben estar formados e informados sobre lo que es el TDAH. Cuando una pareja tiene un hijo con diabetes, se informa de cómo debe ayudarle a ser lo más autónomo posible, cómo y cuándo le debe pinchar insulina, etc. En el caso del TDAH, salvando la diferencia de que no es una enfermedad, sino un trastorno, aquellos deben estar al día no solamente de cómo evoluciona su hijo, sino de los últimos avances y actualizaciones en TDAH. Para todo ello, es muy interesante y reconfortante pertenecer a una asociación de padres de niños con TDAH. También es muy interesante y reconfortante acudir a charlas sobre la temática, leer libros, artículos, etc. Russell Barkley, profesor de la Universidad de Carolina del Sur, ha desarrollado programas para padres que han resultado ser muy eficientes para poder trabajar con niños con TDAH. Entre ellos destacamos los programas Defiant Children para niños y Your Defiant Teen para adolescentes.

FORMAR PARTE DE UNA ASOCIACIÓN DE TDAH

El objetivo de las asociaciones de familias con niños con TDAH es mejorar la calidad de vida y atención de los afectados por TDAH. Para ello pretenden divulgar la realidad del TDAH y el impacto que tiene en la vida familiar, social y académica. Para Carmen Engerman, presidenta de APDE Sierra (Asociación de Padres por la Diversidad Educativa de la Sierra de Madrid) y madre de un joven diagnosticado de TDAH, es importante que los padres realicen lo que ella llama «profesionalización de padres», un programa donde se les forma y explica qué es el TDAH, con pautas prácticas para entender lo que es y saber manejarlo. Para Engerman, los beneficios de pertenecer a una asociación de padres son los siguientes:

- Formar parte de un grupo donde los miembros se sienten identificados con el resto de las familias. Se dan cuenta de que al resto les pasa lo mismo que a ellos. Se relacionan con padres con los mismos miedos, preocupaciones e intereses.
- Se recibe una información, una orientación y un apoyo en ciertas etapas, por ejemplo, justo después de que su hijo haya sido diagnosticado de TDAH. El hecho de poder acompañar y calmar a la familia y derivarla a un profesional de garantías que le pueda tratar es muy importante.
- Asistir a congresos, jornadas y charlas sobre el TDAH para mejorar la calidad de vida de los chicos con TDAH y sus familiares.

LOS PADRES SOIS MODELOS PARA VUESTROS HIJOS

Siempre mantengo que debemos ser conscientes de que nuestros hijos nos miran constantemente para saber cómo y cuándo deben hacer las cosas. Somos modelos para ellos. Se fijan en nuestra forma de hablar, de hacer las cosas, de relacionarnos y hasta en cómo vestimos. Cuando los niños son pequeños, tienen a sus padres prácticamente como superhéroes, capaces de llegar a todo y hacer de todo. El sociólogo Jonathan Crane desarrolló una teoría sobre los modelos positivos en una sociedad. Decía que todos somos parte de la sociedad: artesanos, carniceros, maestros, barrenderos, policías, comerciantes, etc. Decía que la sociedad sería disfuncional si el porcentaje de modelos bajaba de un 5 por ciento. En cambio, si el número de modelos se situaba entre un 5 y un 40 por ciento, podíamos concluir que la sociedad o comunidad era funcional. Os recomiendo que veáis un vídeo en Internet que tiene por título *Ellos nos ven («Children see, children do»).*

Demuestra, solamente a través de imágenes, la influencia que tienen los padres, maestros y adultos, en general, sobre los niños. Somos modelos para ellos, tanto de los aspectos positivos como de los negativos.

INVERTIR EN FUTURO

El título de este epígrafe nada tiene que ver con las finanzas, pero es verdad que muchas veces hago referencia a él para explicar a los padres que lo que hagamos hoy con nuestro hijo, por mucho esfuerzo y tiempo que dediquemos, no es más que una inversión en el futuro. Veámoslo con un ejemplo.

Gonzalo es un niño de cinco años al que le cuesta mucho tiempo y esfuerzo ponerse el uniforme por las mañanas para ir al colegio. A pesar de que sus padres le animan a que se vista solo, este momento es una auténtica pesadilla para ellos. Como Gonzalo tarda mucho tiempo en vestirse solo, al final son los padres los que acaban haciéndolo, para que no llegue tarde al colegio. Este hecho es contrario al concepto que quiero explicar de invertir en futuro. Gonzalo se viste solo los fines de semana, que es cuando no hay ninguna prisa por ir a los sitios. Entre semana, los padres, al vestirle para que llegue a tiempo a clase, están prolongando esta situación, sin dejar que el niño viva repetidamente la experiencia de tener que vestirse sin su ayuda. Lo ideal en este caso sería que, aunque llegara tarde al colegio, fuera Gonzalo el que se pusiera el uniforme sin tanta ayuda. Es mejor tener que levantarse cinco minutos antes para que lo haga solo y vaya adquiriendo destreza en esta conducta en vez de que sean los mayores quienes le terminen vistiendo.

AUTOEXAMEN

Generalmente digo que la educación de nuestros hijos es el mayor reto al que nos enfrentamos en nuestra vida adulta, tanto por la exigencia y sacrificio que supone como por el tiempo que implica. Además, la educación de nuestros pequeños nos exige actuar en directo, es decir, dar una respuesta o hacer algo sin que tengamos la posibilidad de darle al botón de pausa. Es la diferencia entre ser actor de teatro y de cine. Por este y otros motivos, considero que es muy beneficioso dedicar un tiempo, de vez en cuando, a pensar sobre nuestra labor como padres y como pareja en cuanto a la educación de nuestros hijos. Sería como hacernos una radiografía individual y de pareja, apuntando aquellas cosas que solemos hacer bien y las que debemos mejorar. Siempre hay cosas que podemos mejorar y siempre hay muchas cosas que hacemos bien. Siempre.

JAQUE MATE AL TDAH

Es por todos conocido, como ya hemos visto en el capítulo de funciones ejecutivas, que los juegos de mesa, además de servir para pasar un buen momento con familiares y amigos, son fantásticos para mejorar diferentes funciones ejecutivas, como la concentración y la memoria de trabajo. Todas aquellas actividades que sean lúdicas y atractivas para los niños favorecerán la adquisición y asimilación de los aprendizajes.

Si hay algún juego que destaca por encima del resto es el ajedrez. Las variantes que tiene el ajedrez, comparándolo con otros juegos clásicos como el dominó o las damas, son infinitas. Así lo pone de manifiesto el psiquiatra de la infancia y la adolescencia del Hospital Universitario Puerta de Hierro (Majadahonda) Hilario Blasco-Fontecilla, que investigó cómo afectaba un entrenamiento en ajedrez a niños con TDAH. Entre sus conclusiones destaca que la gran mayoría de ellos manifestaron una disminución de síntomas, que aguantaban más tiempo haciendo los deberes y que su competencia en matemáticas mejoraba de manera significativa. Además, señala Blasco, en poco tiempo el ajedrez será una asignatura en los colegios.

Hemos seleccionado el ajedrez como una de las actividades más completas para desarrollar de una manera lúdica la corteza prefrontal y las funciones ejecutivas, pero, como ya hemos visto en el capítulo correspondiente, existen otras alternativas para potenciarlas que nos pueden servir igualmente. Nos decantaremos por una u otra en función de la edad del niño y de las preferencias que tenga.

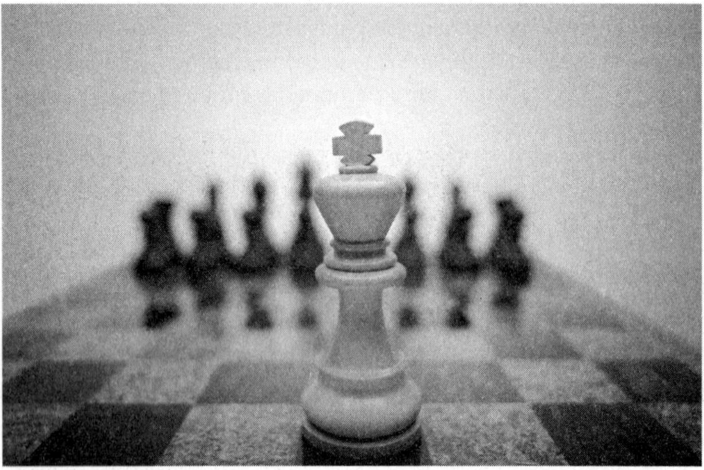

CAPÍTULO 8

ORIENTACIONES PARA MAESTROS

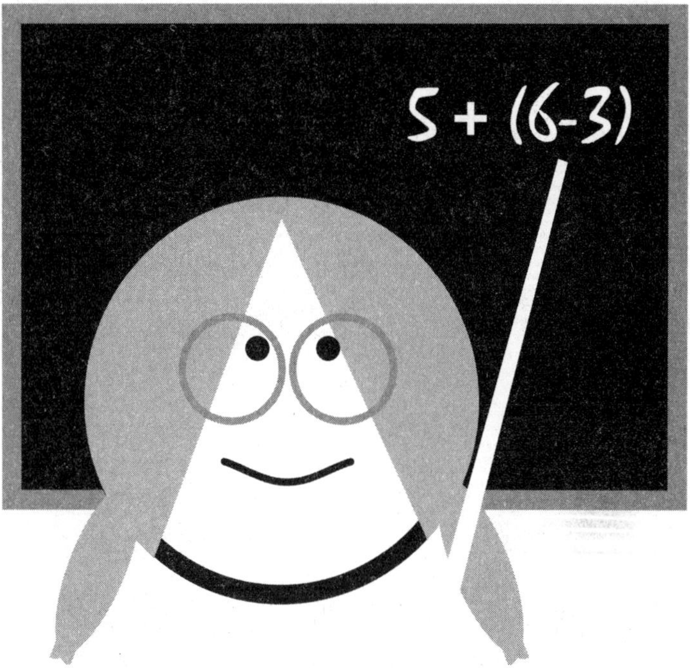

Los datos de niños que padecen TDAH y otras dificultades como la dislexia o la disgrafía son cada vez más elevados. La prevalencia de este tipo de trastornos se ha disparado de una manera alarmante en los últimos años. Las instituciones educativas cada vez son más exigentes con nuestros niños y las consecuencias las estamos sufriendo en la actualidad. Desgraciadamente, no es nada infrecuente encontrarnos con niños que tienen miedo de ir al colegio, ansiedad, dificultades de aprendizaje, etc. Es verdad que muchos de estos problemas, debidos a las exigencias del sistema educativo y a la presión que ejercen los propios directivos de los colegios, no los pueden controlar los profesores, pero existen muchas estrategias o metodologías didácticas que los maestros pueden llevar a cabo en clase para reducir los alarmantes porcentajes de alumnos con dificultades que tenemos hoy en día. Por ejemplo, se ha demostrado que metodologías de aprendizaje cooperativo y aumentar los niveles de motivación del alumnado en general, reducen considerablemente las dificultades de aprendizaje.

Desde aquí quiero expresar todo mi apoyo, consideración y cariño hacia el trabajo diario de los maestros. Son las personas que están al pie del cañón ayudando día a día a que sus alumnos se desarrollen en todos los aspectos. Es un trabajo que desgasta mucho, sobre todo emocionalmente hablando. La labor que hacen es muy importante para la sociedad actual y del futuro. No creo que la profesión de maestro esté reconocida como debiera. Envidio de manera positiva el estatus y reconocimiento que tienen los maestros en países como Finlandia y Alemania, entre otros países. Ojalá en algún momento podamos estar a esa misma altura. Los profesores y toda la comunidad educativa se lo merecen. Por todo ello, quiero reconocer y felicitar a todos los maestros por la gran labor que hacen.

Centrándonos ahora en el TDAH, en el sistema educativo español podemos decir que los síntomas de esta patología son incompatibles con las exigencias que tiene la vida escolar. Para un niño con TDAH, estar en el colegio, con todo lo que esto supone, en muchos casos se convierte en un verdadero infierno. Si nos centramos en los primeros cursos de la etapa de primaria, es decir, sobre los seis o siete años, las exigencias que tienen en las aulas a estas edades son contrarias a los síntomas típicos del TDAH. A los alumnos se les exige estar callados, concentrados, trabajando y sin levantarse de su silla. Además, esto se debe mantener así durante toda la jornada escolar, que no es corta. Dada la sintomatología que manifiestan los niños con TDAH, podemos entender que se les haga muy difícil seguir el ritmo impuesto. La consecuencia de todo esto en el ámbito individual es que les suelen regañar por su comportamiento o por su falta de trabajo, y además suelen tener malas calificaciones en trabajos y exámenes. Además, el nivel de sufrimiento y frustración que conlleva este día a día es bastante significativo. Por ello, en el presente capítulo se ofrecen algunas orientaciones para el profesorado que sirvan como ideas a poner en marcha en sus clases.

REALIZAR DESCANSOS CEREBRALES

A lo largo de la jornada escolar es importante que las actividades sean lo más variadas posible. Además, entre cada una de ellas, debemos hacer breves pausas para que los alumnos puedan descansar. Cuanto más movimiento introduzcamos en los descansos o pausas, mejor. Esto no solo es aplicable a los niños con TDAH, sino que es tremendamente positivo para la clase entera. Si no dejamos que los alumnos se muevan cada cierto tiempo mientras están haciendo las tareas escolares, la concentración disminuirá considerablemente, sobre todo en los niños y adolescentes que tienen TDAH.

Si queremos que un alumno esté concentrado durante una sesión normal de clase (entre cuarenta y cinco y cincuenta minutos), debemos hacer que las clases y actividades sean dinámicas, proponiendo diferentes tareas que impliquen movimiento y oxigenación cerebral. Lo ideal es que cada clase, independientemente de la asignatura que sea, se divida en dos partes: una primera donde el profesor explique en 10-15 minutos los conceptos básicos de la lección del día, y el resto del tiempo se dedique a experimentar y hacer ejercicios prácticos. No debemos olvidar que el cerebro aprende haciendo, es decir, a través del movimiento y de la práctica.

Desgraciadamente, las dinámicas y actividades que se proponen en clase no suelen favorecer que los niños se muevan. Estos descansos cerebrales son efectivos incluso cuando duran unos segundos. Con realizar un cambio de actividad durante un par de minutos puede ser más que suficiente. Algunas tareas sencillas que pueden servir para el descanso cerebral son:

- Patalear con todas nuestras fuerzas durante quince o veinte segundos mientras estamos sentados.
- Levantarnos y dar abrazos o chocar las manos con los compañeros según nos los encontramos mientras andamos por la clase durante un par de minutos.
- Jugar a «Simon Says».
- Hacer un ejercicio de equilibrio o estiramiento durante unos veinte o treinta segundos.
- El baile absurdo: el profesor pone una canción y los alumnos bailan de la manera más graciosa y extravagante que se les ocurra.
- Hacerles algún truco de magia: la magia cumple con dos de los principios que favorecen la atención: el principio de incertidumbre y el principio de gamificación.

- Jugar a piedra, papel o tijera con el compañero de mesa.
- Dibujar la cara del compañero de pupitre sin mirar el papel.
- Sigue el ritmo: los alumnos deben seguir el ritmo de una secuencia de palmadas dadas por el profesor o por un compañero.
- Echa un pulso chino con tu compañero de pupitre.

Cualquiera de estas actividades, o las que se os puedan ocurrir, hacen que nuestro cerebro se oxigene y esté más receptivo al aprendizaje posterior. En caso contrario, o el alumno está muy motivado con la clase o será muy difícil que esté concentrado tanto tiempo. Lo mismo ocurre en el caso de los adultos.

TODOS LOS ALUMNOS SON IMPORTANTES

Todos los niños que forman parte de una clase se deben sentir importantes en la misma. Para ello se pueden hacer muchas dinámicas para que se conozcan, en caso de que haya alumnos nuevos o mezclas de grupos. Entre todos los integrantes de la clase pueden hacer un mural con las normas que se comprometen a cumplir. Dichas normas han de ser consensuadas, dialogadas y aprobadas por todos los niños, o en su defecto por la mayoría, aunque siempre con la supervisión del tutor/a.

Entre todos los alumnos se elegirán los responsables de algunas tareas, como borrar la pizarra al finalizar cada clase, pasar lista con la supervisión del profesor por la mañana, llevar a secretaría el listado de alumnos que se quedan a comer hoy en el colegio, apuntar los deberes en el corcho de clase, etc. Estos responsables pueden ir rotando cada día o semanalmente. El hecho de tener responsables favorece la autoestima de los chicos, así como el espíritu de grupo o clase. Les hace sentirse importantes y fomenta el sentido de pertenencia, una necesidad básica del ser humano.

Un factor que me parece clave en el ámbito académico de cualquier niño es la relación con el profesorado en general y con el tutor y psicopedagogo en particular. Es básico que el alumno, independientemente de que tenga algún trastorno o dificultad, se sienta querido, escuchado y entendido por sus profesores. Centrándonos en los escolares con dificultades de aprendizaje o con TDAH, es muy importante que los educadores, pero, sobre todo, el tutor y el psicopedagogo, que trabajan de una manera más estrecha con estos chicos, se muestren cercanos para que el niño con TDAH sepa que están ahí para ayudarle. Por eso, también es conveniente que hablen con él de muchas otras cosas además de la parte académica, como pueden ser sus hobbies, sus intereses profesionales (en chicos más mayores), cómo se encuentran y sienten en clase y en casa, si hay algo que les preocupe, etc. En definitiva, que sepan que pueden contar con ellos en cualquier momento, y no solo para cuestiones escolares. Un solo profesor puede encauzar y redirigir la trayectoria académica de un alumno con dificultades. Seamos conscientes de la gran influencia que tiene un buen profesor.

Dado que en las aulas cada vez nos encontramos con más alumnos que tienen dificultades, del tipo que sea, os propongo un cuento que ilustra de una manera muy sencilla y gráfica la diversidad. Se puede aplicar tanto para niños con TDAH como para los que tienen dificultades de aprendizaje, discapacidades, trastorno del espectro autista, etc. El cuento se llama *Cuatro esquinitas de nada* y sería aplicable tanto para la etapa de infantil como para los primeros cursos de primaria. Otro cuento que es muy útil para explicar la discapacidad a niños pequeños es *El cazo de Lorenzo*.

REALIZAR UN BUEN SEGUIMIENTO DEL NIÑO CON TDAH

Para que el niño con TDAH vaya consiguiendo los diferentes objetivos que se plantean en el colegio, es necesario que el tutor esté comprometido con el alumno y haga un buen seguimiento de él. Dado que los chicos con TDAH tienen serias dificultades en la planificación de sus tareas, es importante que el tutor en el colegio y los padres en casa asuman estas funciones. El control que el niño con TDAH no posee lo tiene que imponer el adulto.

Recordemos que los padres y los profesores deben ejercer de cortezas prefrontales externas (cerebro amarillo) de los niños y adolescentes con TDAH.

Con este objetivo, el tutor debe prestar especial atención a la agenda del niño, y debe coordinarse de manera efectiva con el resto de los profesores que le dan clase, así como con el Departamento de Orientación. Además, un porcentaje elevado de niños con TDAH y dificultades de aprendizaje acuden, por las tardes, a clases de refuerzo, programas de intervención o consultas psicopedagógicas o psicológicas. Es de vital importancia que el tutor esté coordinado con todos los profesionales externos que controlan y siguen, en sus diferentes ámbitos, al alumno con dificultades escolares. En caso de que esto no sea posible, serán los padres los encargados de informar al tutor y al resto de los profesores de las novedades que haya en los demás ámbitos. Ejemplos importantes de esto que estamos comentando son que el niño reciba el alta de un tratamiento psicológico, pautas por parte del psicopedagogo externo o un cambio en la medicación del pequeño. En caso de que este tenga profesor particular, también resulta útil y provechoso poder hablar con él al menos una vez al trimestre.

HACER (UN BUEN) USO DE LA AGENDA

El uso de la agenda es fundamental en el ámbito escolar para los niños en general, y en particular para los chicos con TDAH. Dada la gran cantidad de información que se maneja en un centro educativo, hoy en día es clave su uso. En ella, los chicos apuntan los exámenes que tienen, las fechas de entrega de trabajos, los deberes, excursiones, etc. Además, la agenda tiene la importante función de ayudar al estudiante a planificarse. También sirve de medio de comunicación entre los padres y el centro educativo, especialmente con el tutor. Por lo tanto, podríamos resumir que las funciones básicas de una agenda son:

- Registro de tareas, exámenes y eventos.
- Favorecer la planificación.
- Sirve como medio de comunicación entre la familia y el colegio.
- Supervisión de tareas.

El buen uso de la agenda permite que los padres estén al tanto de la vida escolar de su hijo (fechas importantes, actividades extraescolares, excursiones, etc.). También sirve para concretar tutorías. En ocasiones, dadas las dificultades de los niños con TDAH para planificarse, es recomendable que estos chicos tengan un compañero responsable que les ayude y supervise que el niño lo anota todo en la agenda.

Como todo elemento, su mal uso tiene una serie de consecuencias negativas. En ocasiones, en las agendas nos encontramos notas que no benefician al alumno, escritas por los profesores para casa o por las familias para el profesor. Tenemos que ser conscientes de que la agenda es un instrumento que utiliza el alumno y por tanto lee. A veces, los comentarios que aparecen en ellas no son en absoluto beneficiosos para los chicos con TDAH o con alguna dificultad en la escuela. Comentarios de profesores describiendo los síntomas del niño con TDAH («no para quieto», «es muy impulsivo» o «no atiende en clase») no aportan nada a la familia y mucho menos al niño. Es más, si en algo influyen, lo hacen en sentido negativo para su autoestima y motivación. En otras ocasiones, nos encontramos con notas en la agenda que provienen de los padres y que tampoco ayudan a su hijo (excusándolo y sobreprotegiéndolo).

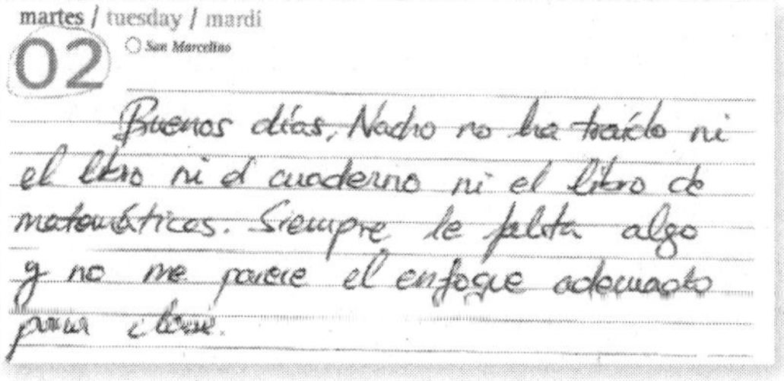
martes / tuesday / mardi
02 San Marcelino
Buenos días, Nacho no ha traído ni el libro ni el cuaderno ni el libro de matemáticas. Siempre le falta algo y no me parece el enfoque adecuado para clase.

SITUARNOS EN LA ZONA DE DESARROLLO PRÓXIMO DEL NIÑO

Como señalaba Lev Vygotski, psicólogo ruso que estudió en profundidad el desarrollo evolutivo, el profesor debe proponer objetivos que se encuentren dentro de lo que él denominaba la *zona de desarrollo próximo*, es decir, metas que el alumno puede alcanzar por sí solo, aunque con esfuerzo y sacrificio. Si el objetivo que le pone el maestro está en la zona de desarrollo real (aquellas tareas que ya domina el niño), no conseguiremos desarrollar su autonomía ni su capacidad de esfuerzo, y nos estaremos comportando de un modo sobreprotector. En cambio, si los objetivos que proponemos están fuera de su alcance, estaremos en la zona de desarrollo potencial, y salvo que un adulto o un compañero experto le ayuden, el niño no alcanzará su meta. En resumen, no consiste en echarle una carrera a un caracol (zona de desarrollo real), pero tampoco a Usain Bolt (zona de desarrollo potencial). Debemos buscar objetivos que sean alcanzables para cada uno de nuestros alumnos. Es recomendable que, como maestros, les exijamos hasta donde ellos puedan llegar con esfuerzo, sin bajar la exigencia y proponiendo metas realistas.

REALIZAR UNA BUENA ORIENTACIÓN ACADÉMICA Y PROFESIONAL

La orientación empieza en el tutor. Él es el primer agente que participa en la orientación. Gracias a sus consejos y pautas, el alumno con TDAH puede ir salvando los diferentes obstáculos que se vaya encontrando a lo largo del curso. Además de la labor del tutor, otro profesional de importancia para los chicos con dificultades de aprendizaje es el orientador o psicopedagogo del centro. El orientador le ayudará a planificarse, a mejorar las funciones ejecutivas, en las técnicas de estudio, a aumentar su motivación, etc. Además, el orientador debe ayudar al alumno a tomar decisiones respecto a su futuro académico y profesional. Le dará información sobre las diferentes vías y salidas una vez que acabe la Enseñanza Secundaria Obligatoria (ESO): Bachillerato, Formación Profesional Básica o Superior (una vez que tengan cursado el Bachillerato), estudios universitarios, etcétera. Muchos chicos con TDAH, al haber sufrido durante muchos años el ambiente escolar exigente, deciden cursar Formación Profesional por su contenido práctico y más dirigido al ámbito laboral. Otros tienen muy claro que quieren seguir cursando Bachillerato para poder acceder a los estudios universitarios. Para aquellos alumnos que llegan a Bachillerato y se presentan a la PAU (Prueba de Acceso a la Universidad), es importante que el Departamento de Orientación esté muy implicado en realizar un informe para que los examinadores de la PAU estén al tanto de las dificultades del alumno y puedan estar pendientes de él mientras realiza los diferentes exámenes. En este aspecto, tenemos que seguir luchando para conseguir mejores condiciones para los chicos con TDAH.

RECIBIR FORMACIÓN SOBRE EL TDAH

Aunque el profesorado no tiene por qué ser especialista en las diferentes dificultades de aprendizaje y patologías de la infancia, sí que resulta imprescindible que tengan una formación básica en ellas. Como ya hemos mencionado, en la actualidad nos encontramos en las aulas con diferentes problemáticas que han de ser abordadas: trastorno del espectro autista, discapacidad intelectual, dislexia, problemáticas emocionales, y cómo no, TDAH. La labor del profesor es esencial en la detección temprana de estos trastornos, ya que son los que dan la voz de alarma de que algo le pasa al niño. Uno de los ámbitos donde los síntomas y problemáticas se van a manifestar es en la escuela. Por todo ello, considero que es más que necesario que los profesores estén formados para poder intervenir en este tipo de problemáticas y dificultades. Es muy importante que desde los colegios les den herramientas para poder «levantar la liebre». Sabemos que cuanto antes detectemos las dificultades de un niño, antes se evaluará y diagnosticará y mejor pronóstico tendrá ese niño. La función de un maestro no es la de diagnosticar, pero sí tienen una importante función en la detección. Una vez que el maestro concibe ciertas sospechas sobre un niño, deberá avisar al tutor, al Departamento de Orientación y, por supuesto, a sus padres.

Además de los programas de entrenamiento para niños con TDAH, como pueden ser los de funciones ejecutivas o habilidades sociales, también existen una serie de programas de especialización para profesores y profesionales. En estos cursos se les explica a los maestros qué es el TDAH, con qué síntomas cursa, cómo trabajar con esos niños, modificación de conducta, autoinstrucciones, etc. Por ejemplo, se les enseña a los profesores a hacer atribuciones correctas de las conductas de los niños con TDAH: no es que quieran tomarle el pelo al profesor, sino que tienen una dificultad.

MOTIVAR AL NIÑO Y CUIDAR NUESTRA RELACIÓN CON ÉL

Uno de los objetivos básicos que tiene un profesor es cuidar de sus alumnos en todos los aspectos. En los casos de niños con dificultades, como es el caso del TDAH, debemos cuidar mucho la relación de confianza que tenemos con el pequeño. El hecho de que este vea y sienta que su profesor confía en él y que está para ayudarle en todos los aspectos que necesite es básico para un correcto desarrollo de la persona. En psicoterapia se ha podido demostrar en varios estudios que la variable que tiene mayor peso para que una terapia tenga éxito es la relación paciente-terapeuta, es decir, el vínculo entre ellos. Estableciendo este paralelismo en el ámbito escolar, podemos decir que la clave del éxito de todos los niños, y con mayor motivo de los que tienen algún tipo de dificultad, es la relación que el tutor establece con sus alumnos.

Es importante que el profesor dedique tiempo a estrechar lazos con sus alumnos hablando de otras cosas que no sean los estudios y la vida estrictamente académica. En muchas ocasiones, hablar de sus hobbies, como el fútbol, la música, sus ídolos, alguna serie que estén viendo, etc., puede ser muy importante para ellos. El hecho de que el profesor se muestre cercano y sensible a las dificultades del niño no quiere decir que lo sobreproteja o no tome decisiones cuando su actitud o comportamiento no sea el adecuado. Un profesor debe tener, como se dice habitualmente, mano de hierro, pero en guante de seda. Esto quiere decir que el adulto deberá tomar decisiones en relación con el alumno con firmeza y seguridad, pero siempre aplicándolas de manera que respete al alumno y este se sienta apoyado y comprendido. No respondemos con rotundidad por no saber qué hacer, sino por marcarle unos límites bien establecidos.

Veamos el siguiente ejemplo. Joaquín es un niño de nueve años que tiene TDAH. En la clase de Educación Física, Joaquín se ha negado a realizar un determinado ejercicio que había propuesto el profesor para toda la clase. Este, al ver que Joaquín se niega a hacer el ejercicio, decide ponerle una consecuencia y se mantiene firme. El hecho de que en ese momento el alumno se lo piense mejor o siga sin querer hacer el ejercicio ya poco depende del profesor, que ya ha actuado poniendo una consecuencia a la negativa del alumno. Lo que sí que es verdaderamente importante es que al finalizar la clase, el educador se acerque a Joaquín para poder hablar de lo ocurrido en clase. La idea es poder empatizar con el niño, entenderle, aunque manteniéndose firme en lo decidido anteriormente. El objetivo de esta segunda parte de la intervención es que el niño, aunque esté irascible por haber sido castigado, vea que su profesor se preocupa por él.

Para aumentar la autoestima y el autoconcepto del niño con TDAH, podemos dejarle que, de vez en cuando, realice alguna actividad que se le dé bien y en la que pueda destacar. Por ejemplo, un día puntual se le puede permitir que organice un taller de cocina en clase, donde todos los compañeros harán una receta sencilla. Otro aspecto que debemos tener en cuenta es que algunos chicos con TDAH, sobre todo en la etapa adolescente, pueden reaccionar muy mal si les llamamos la atención delante de sus compañeros en clase. Podemos conseguir el objetivo contrario al que buscamos. Por este motivo, es conveniente no llamarle la atención delante de todos, si sabemos que el alumno puede reaccionar así. Es mejor salir fuera de clase a hablar con él un par de minutos. Sería deseable que al finalizar la clase se tuviera otra conversación con él.

UBICACIÓN DEL NIÑO CON TDAH EN EL AULA

Una de las características que comparten muchos de los niños con TDAH es que necesitan de mayor movimiento y actividad que sus compañeros de clase. Por ello, los profesores deben permitirle que se levante más a menudo, ya que es una necesidad. Una de las estrategias que podemos poner en marcha para hacer que los niños con este perfil tengan un mayor movimiento es darles alguna tarea de responsabilidad, como ser el ayudante de la profesora, borrar la pizarra o pasar lista.

El lugar que ocupan los niños en clase es fundamental, sobre todo en algunos casos. Es verdad que la gran mayoría de los padres quieren que sus hijos se sienten en primera fila para que puedan atender de cerca al docente y ver la pizarra sin problemas. En la práctica, no es posible que el maestro ponga a todos sus alumnos delante. Y entonces ¿a quién pone? La verdad es que no es nada sencillo componer correctamente este puzle que se les presenta a los profesores cada cierto tiempo, cuando tienen que cambiar a los alumnos de sitio. Aun así, es recomendable, en la medida de lo posible, que los estudiantes con necesidades educativas especiales, trastornos del aprendizaje o TDAH se sienten en las primeras filas. De esta manera, estarán más atentos al profesor.

En diversos estudios se ha podido demostrar que aquellas personas que se sientan en las primeras filas de una conferencia o taller prestan mayor atención al ponente y aprenden más que aquellas que están al final de la sala de conferencias. El motivo es la cercanía con el ponente o profesor y el contacto visual con él. En caso de que no sea posible que el alumno con TDAH esté en las primeras filas, se pueden idear diversas estrategias para que centre de nuevo su atención en nosotros. Una de las más sencillas consiste en tocarle el hombro suavemente al pasar por su lado. Este acto puede ser espontáneo por nuestra parte o bien pactado con él. Le podemos explicar que, a partir de ahora, cada vez que le veamos despistado, al pasar por su lado le tocaremos el hombro o pondremos la mano sobre su mesa.

ASIGNARLE UN COMPAÑERO AYUDANTE

Una de las estrategias más efectivas para favorecer su concentración y organización en clase consiste en asignar al niño con TDAH un compañero/a que le ayude en tareas como apuntar los deberes y los diferentes exámenes en la agenda. Este compañero hará las funciones de corteza prefrontal externa (cerebro amarillo) del niño con TDAH. Se ha comprobado que los alumnos ayudantes pueden ser muy efectivos para los niños y adolescentes con TDAH, pues suponen un punto de ayuda que mejora y refuerza sus funciones ejecutivas (concentración, planificación, control de los impulsos, etcétera).

REDUCIR LA CARGA DE DEBERES

Un aspecto básico para los niños que tienen dificultades de aprendizaje o TDAH es reducir considerablemente las tareas que llevan por la tarde a casa. Dadas las dificultades que tienen estos niños, no es nada infrecuente encontrarnos con que siguen haciendo sus tareas escolares hasta altas horas de la noche y aún no las han acabado. Por ello es muy importante reducir la carga de deberes que llevan a casa. Una de las estrategias que puede servir para poner en marcha esta idea que comentamos es establecer una tabla que rija las materias para las que se pueden poner deberes según qué días. A continuación se pone, a modo de ejemplo, un comunicado del Departamento de Orientación a los profesores de un alumno de sexto de primaria con TDAH para evitar el exceso de deberes.

Otra sugerencia importante que puede favorecer a los alumnos con dificultades de planificación y de concentración es que los deberes se deben mandar al comienzo de la clase, cuando el alumno está más concentrado, y no cuando la clase acaba. Al finalizar la hora está más descentrado y con ganas de irse al recreo. Esta manera de proceder exige a los profesores que se organicen muy bien para dar los deberes al comienzo de la sesión. Puede ser una pauta que se siga para toda la clase y no solo para los alumnos con TDAH.

AYUDARLES A MEJORAR Y POTENCIAR SU CONCENTRACIÓN

Dado que a lo largo del presente libro hemos venido hablando en profundidad sobre la concentración, en este capítulo mencionaremos de manera esquemática algunas ideas y estrategias para tener en cuenta a la hora de favorecer la atención de nuestros alumnos con TDAH:

- El profesor se debe mover por la clase, favoreciendo que sus alumnos estén activos y participen en la clase.
- Preguntar a los alumnos con TDAH para comprobar que siguen la lección y comprenden los conceptos explicados (nunca haciéndoles preguntas «para pillar» ni dejándolos en ridículo).
- El profesor debe modular su voz para favorecer la concentración, evitando un discurso monótono y aburrido.
- Los silencios son clave y muy beneficiosos mientras explicamos algún concepto importante.
- Poner ejemplos que sean atractivos o generen curiosidad en el alumno. Para poder hacer bien esto, debemos partir de lo que les motiva.
- Presentar los conceptos teóricos de la clase en los primeros minutos, ya que es cuando están más relajados y atentos.
- Reforzar al niño cuando se muestre concentrado y no castigarle ni ridiculizarle cuando no lo esté, puesto que es parte de la problemática del niño con TDAH.
- Permitirles moverse.
- Si se despista, acercarse y tocarle el hombro, mantener frecuente contacto visual con él, dirigirnos a él mientras explicamos, hacerle partícipe con preguntas que se sepa o sean relativamente sencillas.
- Grandes dosis de paciencia y cariño.
- Dirigirnos al alumno por su nombre y con mensajes escuetos y directos.
- Intentar inculcar la curiosidad por el aprendizaje.

- Si un niño le explica a otro algún concepto, tiene mayor incidencia que si se lo explica el profesor. Con lo que se favorece el aprendizaje cooperativo.

ADAPTAR LOS EJERCICIOS Y LOS EXÁMENES DEL NIÑO CON TDAH

Cada vez más, los maestros están convencidos de que no se puede hacer una evaluación de una asignatura en base a un examen que se lleva a cabo al final del trimestre. En detrimento de este tipo de control, cada vez es más común que se haga lo que se conoce como evaluación continua, en donde el alumno es evaluado a lo largo de todo el trimestre, si hablamos de la etapa escolar, o de todo el cuatrimestre, si hablamos del ámbito universitario. En este tipo de valoración se tendrá en cuenta la implicación del alumno, las diferentes pruebas y exámenes que haga, el trabajo diario y la realización de trabajos tanto individuales como grupales. El concepto de evaluación final está obsoleto.

Muchos de los niños que tienen dificultades de aprendizaje necesitan adaptaciones a la hora de hacer los trabajos y los exámenes. Según la LOMCE, Ley Orgánica 8/2013, del 9 de diciembre, para la Mejora de la Calidad Educativa, se establecen una serie de medidas para la evaluación de alumnos que estén diagnosticados de dislexia, trastornos específicos del aprendizaje y TDAH desde la etapa de primaria hasta la de Bachillerato. A continuación, se describen las medidas que podemos poner en marcha desde el colegio en caso de tener un alumno con alguna de las dificultades comentadas anteriormente:

- **Adaptación del tiempo de examen:** el alumno con TDAH podrá disponer de un suplemento máximo del 35 por ciento del tiempo que se dedique a un examen. Por ejemplo, en caso de que este dure una hora, el alumno con TDAH podrá disponer de hasta una hora y veinte minutos para realizar la prueba.

- **Adaptación del modelo del examen:**
  - En caso de que así lo considere el profesor de la materia, se podrá adaptar el tipo y el tamaño de la letra del examen.
  - Los niños con TDAH pueden disponer de hojas en blanco para favorecer sus cálculos matemáticos, esquemas, organización, etcétera.
- **Adaptación de la evaluación:** el profesor puede utilizar diferentes formatos para realizarle la evaluación al alumno con TDAH, como pueden ser las pruebas orales, ejercicios de respuesta múltiple, dividir el examen en dos días, etcétera.
- **Facilidades técnicas:** el profesor puede hacer una lectura en voz alta de las diferentes preguntas que componen el examen al alumno con TDAH.
- **Facilidades en las adaptaciones de los espacios:** el alumno podrá hacer el examen en un aula separada de sus compañeros.

Además de estas medidas que la LOMCE presenta como aplicables a la evaluación de los niños con TDAH y otras dificultades de aprendizaje, se añaden algunas otras ideas que son complementarias para la adaptación flexible de la evaluación de estos chicos:

- Además de que el profesor lea en voz alta las diferentes preguntas que componen el examen, es recomendable que esté pendiente de cómo va el alumno con TDAH durante la prueba.
- En caso de que un ejercicio tenga dos o más apartados (a y b), es recomendable dejar un espacio entre ellos, para que el alumno con TDAH no se olvide de responder a la pregunta b, como aparece en la imagen de la siguiente página.
- Una opción muy recomendable, como señala José Ángel Alda, jefe de sección de Psiquiatría Infantil del Hospital Sant Joan de Déu de Barcelona, es hacerles exámenes orales.

Examen no adaptado	Examen adaptado
PROBLEMA DE MATEMÁTICAS Juan tiene 2 euros y María tiene 5 euros. a) ¿Cuántos euros suman entre los dos? b) ¿Cuántos euros tiene María más que Juan?	**PROBLEMA DE MATEMÁTICAS** Juan tiene 2 euros y María tiene 5 euros. a) ¿Cuántos euros suman entre los dos? b) ¿Cuántos euros tiene María más que Juan?

- Los exámenes se deberían programar, siempre y cuando sea posible, a primera hora de la mañana. El motivo es que los chicos están frescos, descansados y más atentos a estas horas que después de comer.
- La corrección ha de ser lo más rápida posible para cumplir el requisito de la contigüidad. El *feedback* por parte del profesor es muy importante, y cuanto antes llegue, más efectivo será. También es recomendable que el docente escriba en el examen algún comentario constructivo para que lo vea el alumno cuando aquel le entregue la corrección.

Debemos tener en cuenta que el objetivo principal de la evaluación es comprobar que el alumno ha adquirido los conocimientos. Por este motivo, si sabemos que una manera concreta de evaluar (examen oral, escrito o dividido en dos días) puede favorecer que el chico con TDAH exprese y demuestre todo el conocimiento que ha adquirido, debemos favorecerle adaptándonos a él.

Como conclusión, debemos tener en cuenta que las adaptaciones no significativas que hagamos a los alumnos con TDAH corresponden al propio colegio, sin que sea necesario el dictamen del Equipo de Orientación Educativa y Psicopedagógica (EOEP). Debemos poner las medidas de evaluación en marcha cuando creamos que pueden ser beneficiosas para el alumno y para su escolarización. En algunas ocasiones, se ponen en marcha en un momento puntual de la escolaridad del alumno (un trimestre o curso escolar completo) y en otras son medidas que se mantienen a lo largo de toda la escolaridad obligatoria del niño.

LA REPETICIÓN DE CURSO EN LOS NIÑOS CON TDAH

En todos los casos, la posible no promoción de curso de un alumno es un aspecto delicado que debemos valorar los docentes con sumo cuidado. En la reunión que se establezca para determinar si el alumno va a repetir o no, deben estar presentes todos sus profesores, el tutor y el Departamento de Orientación. Además, el tutor debe llevar a la junta la opinión de la familia respecto a la posibilidad de la repetición. Con todos estos agentes educadores, debemos tener en cuenta los aspectos positivos y negativos de la repetición y cómo afectarían en los ámbitos social, académico y anímico del niño.

Además, si estamos hablando de la posible repetición de un niño con TDAH, la situación puede ser más delicada aún si cabe. Debemos tener especial cuidado con la repetición de curso en los alumnos con TDAH, ya que suele ser un factor de riesgo para sus relaciones sociales. Aproximadamente un 70 por ciento de los niños con TDAH que repiten lo vuelven a hacer en una segunda ocasión. Además, la repetición de curso no suele solucionar los problemas del niño con TDAH, sobre todo si no se han puesto medidas antes. Esto suele afectar mucho a su autoestima y motivación. Sin embargo, no podemos establecer generalizaciones con este tema. En otras ocasiones, el desfase curricular es tan grande que conviene que repita. Aquí, el consejo y la intervención del Departamento de Orientación son fundamentales para poder tomar una decisión correcta. Como conclusión, el tema de la repetición o no de un alumno con TDAH es una decisión que se debe tomar teniendo en cuenta muchos factores y ámbitos, y no solamente el aspecto académico. En ocasiones es preferible que, si el alumno está integrado socialmente en el grupo, que pase de curso, aunque se tengan que reforzar o trabajar aspectos de cursos pasados, pero que continúe con su grupo de referencia.

CAPÍTULO 9

EL ÁMBITO SOCIOEMOCIONAL EN EL NIÑO Y ADOLESCENTE CON TDAH

IMPORTANCIA DE LOS ASPECTOS SOCIALES Y EMOCIONALES

El motivo por el que dedicamos un capítulo entero a comentar y desarrollar el ámbito socioemocional del niño y adolescente con TDAH es que se trata de uno de los aspectos menos abordados por los padres y maestros en general. Es verdad que existen padres y maestros realmente implicados y concienciados de que el aspecto socioemocional es básico en el desarrollo integral de los niños, pero desgraciadamente no suele ser la tónica general. De ahí que se plantee este capítulo, para describir las dificultades que pueden tener los niños y adolescentes con TDAH en este ámbito y cómo podemos fomentar un mejor desarrollo socioafectivo.

En nuestra sociedad existe una importante presión hacia nuestros niños en todo lo que tiene que ver con lo académico. No es infrecuente que los niños tengan deberes interminables con listas de problemas matemáticos, esquemas de naturales, ejercicios de lengua... ¿Y cuándo juegan estos niños? Sin lugar a dudas, en mi opinión, estamos dándole demasiada importancia al ámbito académico y negándole un espacio valiosísimo al juego y al desarrollo socioemocional. Si dedicamos más horas a todo lo que tiene que ver con el colegio, les estamos quitando tiempo a otras facetas de la vida que son, por lo menos, igual de importantes que lo relacionado con lo escolar. Desde diferentes perspectivas (sistema educativo, colegios, maestros, padres, etc.) tendemos a ser muy exigentes con el rendimiento y el tiempo que dedican nuestros niños al colegio y a tareas relacionadas con él. Y como no hay tiempo para todo, ni siquiera para jugar por las tardes en casa, se lo quitamos a la educación social y emocional. En el caso de los niños con TDAH, que necesitan de mayor tiempo aún para hacer sus deberes, esta situación es, si cabe, más caótica. Todo esto acaba desembocando en una gran cantidad de colegiales con baja autoestima. ¿Cómo nos sentiríamos nosotros si en nuestro trabajo nos estuvieran criticando constantemente por no hacer bien una serie de tareas que son inalcanzables para nosotros? Es así como se siente un niño con TDAH todos los días. Recordemos que no es que no quieran, sino que no pueden. Constantemente le están exigiendo una serie de tareas que no puede hacer (estar quieto en su silla, estar concentrado durante la hora que dura la clase, no hablar, estar en silencio, etc.). Si por un momento nos ponemos en la piel de un chico con estas dificultades y pensamos la gran cantidad de sucesos académicos estresantes y, en muchos casos, cargados de fracasos durante muchos años, nos parecerá normal que tengan una autoestima tan baja. Además, las consecuencias de un bajo rendimiento en el colegio repercuten en casa, es decir, afectan a cómo los padres se relacionan y reaccionan ante sus hijos.

Si a todo esto sumamos que los niños con TDAH tienen unas dificultades añadidas en el ámbito social, el cóctel puede ser explosivo. Estos chicos con dificultades para controlar sus impulsos o para solucionar correctamente los conflictos se encuentran con que no pueden desarrollar estas habilidades sociales relacionándose con otros niños porque tienen que dedicar interminables horas a hacer sus deberes. Desgraciadamente, nos encontramos con muchos pequeños con TDAH solos en los patios, sin compañeros que quieran jugar con ellos. Este tipo de situaciones sociales influyen muy negativamente en la autoestima de los niños, lo que les hace entrar en un círculo vicioso: sus compañeros de clase no quieren jugar con ellos porque son muy impulsivos y el niño con TDAH, al sentirse rechazado, tiende a evitar las situaciones en las que el conflicto o su malestar se ponen de manifiesto. Es lo que se conoce como la *teoría de la profecía autocumplida*.

CARACTERÍSTICAS SOCIOAFECTIVAS DE LOS NIÑOS CON TDAH

Como ya sabemos, los niños con TDAH tienen un desarrollo emocional por debajo de lo normal si los comparamos con compañeros de su misma edad. No olvidemos que el TDAH es un trastorno que cursa con una inmadurez neurológica, lo que implica que las diferentes estructuras cerebrales son más inmaduras de lo que deberían ser por edad y que las conexiones entre diferentes partes cerebrales no llegan a ser óptimas. Lo principal es que la corteza prefrontal (cerebro amarillo) es muy inmadura como para hacerse cargo de las emociones que aparecen en el sistema límbico (cerebro verde). Fruto de todo ello son niños que igual que pueden comenzar ilusionados una tarea, al poco tiempo se pueden venir abajo fácilmente, debido a la poca capacidad de perseverancia que tienen. A continuación, presentamos las características más relevantes de los niños con TDAH en el ámbito socioafectivo:

- Vivir constantemente en una montaña rusa.
- Dificultad para identificar emociones.
- Baja tolerancia a la frustración.
- Dificultad para asumir sus propios errores.
- Baja autoestima.
- Dificultades en las relaciones sociales.
- Alteraciones motivacionales.

Vivir constantemente en una montaña rusa

Los padres y profesores de los niños con TDAH los describen como muy lábiles y cambiantes emocionalmente hablando. Es como si estuvieran en una montaña rusa constantemente. Suelen tener muchos cambios de estado de ánimo y un carácter fácilmente irritable. Los estudios científicos concluyen que los niños y adolescentes con TDAH expresan mayores niveles de depresión, agresividad, tristeza y enfado que sus iguales sin TDAH.

En el cerebro humano existen pocas áreas cuya conexión sea bidireccional. Una de estas excepciones es el circuito fronto-estriado, que conecta bidireccionalmente el sistema límbico con la corteza prefrontal. La inmadurez en el circuito fronto-estriado, entre otras partes del cerebro, dificulta la correcta coordinación entre estas dos zonas cerebrales y eso provoca mucha frustración en los chicos con TDAH, así como una falta de control sobre sus impulsos y emociones. Todas las emociones que experimentan los niños con TDAH son muy vívidas y, además, no suelen tener ningún tipo de filtro. Esto tiene que ver con la «carretera cerebral» que une al cerebro amarillo (ejecutivo) con el cerebro verde (emocional) en ambas direcciones.

Dificultad para identificar emociones

Los niños que han sido diagnosticados de TDAH suelen tener como característica una dificultad en la identificación de emociones tanto propias como ajenas. En ocasiones tienen un menor sentimiento de culpa sobre sus acciones, ya que no son conscientes de sus repercusiones, algo que tiene que ver con la inmadurez de su corteza prefrontal. Les cuesta bastante ponerse en el lugar del otro y entender su mundo emocional y sus creencias. Veamos el siguiente ejemplo:

> *Sally y Ann están en una habitación. Sally coge su pelota y, en presencia de Ann, la guarda en su cesta. Sally sale de la habitación. Ann decide cambiar la pelota de sitio y la esconde en su caja. Al cabo de unos minutos, Sally regresa a la habitación. ¿Dónde buscará su pelota?*

Si después de explicarle esta situación a un niño de tres años y medio le preguntamos que dónde va a buscar la pelota Sally cuando regrese, nos dirá que la buscará en la caja. No son capaces de discernir el punto de vista de Sally del suyo porque aún no han adquirido la teoría de la mente. No son conscientes de que Sally no ha visto cómo Ann escondía su pelota en un lugar distinto, ya que no disponen de la teoría de la mente. En cambio, a partir de los cuatro o cinco años, los niños ya han adquirido esta mentalización que les permite responder en función de la información que tiene Sally y no en base a la suya. Los chicos con TDAH no tienen dificultades en la mentalización, sino más bien en la empatía, que tiene un tinte más emocional, mientras que la teoría de la mente se centra en la parte más cognitiva (ideas, pensamientos, puntos de vista, etcétera).

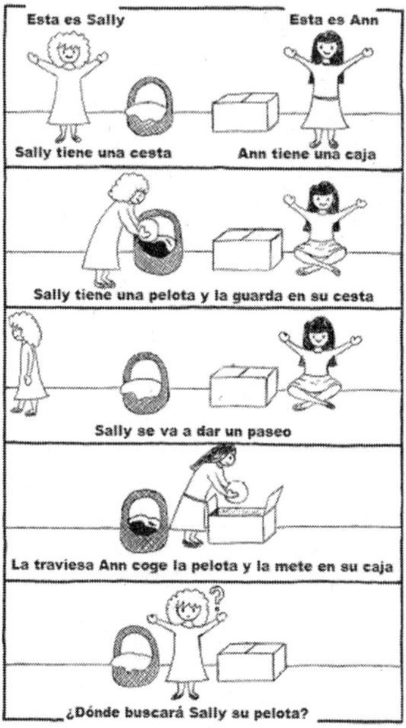

Un factor de protección en el aspecto social es saber reconocer e interpretar las emociones que están experimentando los demás. En otras patologías, como el trastorno del espectro autista, podemos comprobar cómo influye de manera significativa la dificultad o imposibilidad de reconocer las emociones en los demás.

Un pobre dominio emocional está en la base de la depresión, el consumo de drogas y la conducta suicida.

Los estudios confirman que los niños y adultos con TDAH tienen peores resultados en el reconocimiento emocional a través de la identificación de emociones básicas a partir de la expresión facial y la prosodia del interlocutor que las personas que no tienen TDAH. Estos datos ponen de manifiesto la existencia de una dificultad importante en el procesamiento de contenidos emocionales en las personas con TDAH. Está claro que la impulsividad y el déficit de atención dificultan que estos niños capten la información emocional de la otra persona, pero no es la única causa.

Baja tolerancia a la frustración

Ya hemos mencionado lo frustrante que es para un niño con TDAH verse envuelto en una vorágine de situaciones estresantes y con fracasos incesantes. Debido a sus dificultades, las experiencias de fracaso y sufrimiento son mayores y más frecuentes que las de los compañeros de su edad. Experimentan mucha rabia y enfado. Cuando a un niño se le pone ante una tarea que no puede ejecutar correctamente o que se siente incapaz de hacer, se frustra. En muchas ocasiones no es cuestión de que no sepa realizar la tarea, sino de que se siente incapaz. Si estas situaciones negativas se producen varias veces al día, llega un momento en que el niño se siente indefenso.

Veamos el siguiente estudio experimental que desarrolló en los años setenta el psicólogo norteamericano Martin Seligman. Lo que Seligman hizo fue colocar a una rata en una jaula con el suelo electrificado. Cada cierto tiempo, sin seguir ningún motivo o patrón, el animal recibía una descarga. Ante las primeras descargas, la rata se mueve e intenta buscar alguna solución para conseguir detener semejante situación aversiva. Deambula por la jaula en busca de una solución, se sube por las paredes, salta, etc. Como no hay ninguna respuesta que pueda dar para evitar el castigo, llega un momento en que la rata adquiere lo que se conoce como indefensión aprendida. El animal ha aprendido que independientemente de su conducta va a recibir la descarga. La indefensión aprendida está en la base de la depresión. Esta descripción de Seligman puede llegar a estar en la base de los chicos con TDAH. Si ante la presentación continuada de tareas u objetivos el niño no es capaz de llevarlos a cabo correctamente y recibe un castigo por ello, acabará por desarrollar una indefensión aprendida. Tiene la sensación de que su capacidad para controlar dicha situación es nula, por lo que acaba por abandonar o dejar la tarea. Piensa que es mejor darlo por perdido que intentarlo y no ser capaz. El objetivo es ayudar a los niños a cambiar su estilo atribucional: dejar de atribuir su conducta a causas externas y que están fuera de su propio control.

Dificultad para asumir sus propios errores

Los niños con TDAH suelen tener una gran dificultad para entender que las consecuencias de determinados actos son debidas a ellos mismos, especialmente si hablamos de consecuencias negativas. No deja de ser una estrategia inconsciente para proteger la baja autoestima que en la mayoría de los casos suelen tener. De esta manera, es habitual encontrarnos con casos en los que tienden a atribuirse las causas de los éxitos, pero tienen especial dificultad en reconocer que este fracaso se debe a ellos mismos. Por ejemplo, ante la situación de suspender un examen, es frecuente encontrarnos con explicaciones del tipo «es que el profesor me tiene manía», «había mucho ruido en la clase» o «Juan no me devolvió el libro para estudiar a tiempo».

Baja autoestima

A lo largo de nuestro desarrollo vamos construyendo nuestro autoconcepto. Podemos definir el autoconcepto como la dimensión cognitiva de la persona, es decir, es el conocimiento de uno mismo (personalidad, inteligencia, temperamento, capacidad atencional, sociabilidad, etc.). En cambio, la autoestima se refiere a la parte emocional, y por tanto tiene que ver con los afectos positivos y negativos que tenemos hacia nuestro físico, nuestras capacidades mentales y nuestra forma de ser. En la autoestima es importante diferenciar el yo real del yo ideal.

A pesar del prefijo «auto», el autoconcepto se va desarrollando gracias a las diferentes experiencias que tenemos de pequeños, y que son guiadas y traducidas por nuestras figuras significativas, especialmente padres, familiares y educadores. Por ejemplo, David, de cinco años, estaba viendo la televisión cuando decidió ir a la cocina a por algo de comer. Al intentar coger unas magdalenas, David da sin querer a un bote de cristal, que cae al suelo y se rompe. Su madre acude inmediatamente, sobresaltada por el ruido, y le dice a su hijo: «Pero ¿qué has hecho? Siempre ideando cosas malas». Los mensajes que les damos a nuestros hijos, sean positivos o negativos, como en el caso de David, van calando en el autoconcepto de nuestros pequeños y finalmente determinarán que tengamos un buen autoconcepto o no. Un solo comentario no determina el autoconcepto de nuestros hijos, ya que todos hemos perdido el control en alguna ocasión, pero si este tipo de comentarios son el día a día de un niño, acabarán por afectarle de manera negativa. El autoconcepto se va formando gracias a la información que recibimos de nuestros adultos significativos en función de las diferentes experiencias que tenemos y la interpretación y consecuencias que recibimos de nuestros adultos significativos. Por tanto, una buena autoestima supone que el niño está orgulloso de cómo es, mientras que una baja autoestima se debe a que el pequeño tiene una imagen de sí mismo negativa o que no le gusta.

Dadas las características de un niño con TDAH, podemos decir que es difícil encontrarnos con que estos chavales tengan una autoestima alta. Si el niño en la escuela se esfuerza por sacar adelante la tarea y no ve que pueda con ella, obtendrá resultados negativos. Si además le añadimos que discurre con un pensamiento de «independientemente de lo que haga, siempre me sale mal» o «no soy capaz», acabará por desarrollar una indefensión aprendida y una autoestima baja. Suelen tener una baja autoeficacia en bastantes actividades, lo cual quiere decir que los niños con TDAH tienen la convicción, en muchas ocasiones errónea, de que no saben hacer determinadas tareas o desenvolverse en ellas, o de que no tienen determinadas habilidades. Reciben con bastante frecuencia comentarios despectivos y negativos tanto de sus padres como de profesores y amigos del colegio. Los pequeños que tienen un bajo rendimiento escolar y son rechazados por sus compañeros de clase tienen mayor probabilidad de desarrollar una baja autoestima. Si, además, esto tiene consecuencias negativas en casa por las bajas calificaciones, la probabilidad de que en la etapa adolescente haya un consumo de sustancias o una depresión se hace mayor.

Dificultades en las relaciones sociales

Como ya hemos comentado a lo largo de los diferentes capítulos, muchos niños con TDAH tienen problemas en el ámbito social. No todos los tienen, ya que algunos chicos con TDAH son verdaderos líderes positivos para sus compañeros y amigos. Algunos de los problemas que pueden manifestar son dificultades en el inicio y mantenimiento de las relaciones sociales, dificultades para tener un grupo de amigos de referencia, etcétera. Además, manifiestan un mayor número de conflictos sociales, problemas de interpretación social, dificultades para detectar información importante en relación con cómo piensa y siente el otro, etcétera.

Los estudios que se han hecho con jóvenes con TDAH demuestran que son, por promedio, más rechazados por sus compañeros que el resto de los niños. Es verdad que tienen dificultades de habilidades sociales, y una consecuencia de esto es que les invitan a los cumpleaños con menos frecuencia que a los niños sin TDAH. A esto se suma que los padres de niños con TDAH suelen tener un miedo importante a llevar a sus hijos a fiestas de cumpleaños y otros eventos sociales debido a los conflictos que puedan darse y a la posibilidad de que haya una marginación social del niño con TDAH. Según algunos estudios, un 50 por ciento de los niños diagnosticados de TDAH son rechazados por sus amigos y hasta en un 70 por ciento reconocen no tener un mejor amigo. Sus amigos, debido a este tipo de conflictos y rechazos, suelen ser cambiantes. Además, los jóvenes con TDAH también tienen una mayor probabilidad de sufrir *bullying* en la escuela.

El ámbito social es quizá el que más difícilmente vamos a poder controlar. Es muy complicado estar al tanto de las variables sociales y poder intervenir sobre ellas. Son demasiadas las personas que intervienen en las diferentes situaciones sociales como para poder controlarlas. En muchas ocasiones, el niño con TDAH se siente excluido del grupo y eso conlleva un gran sufrimiento para él, aunque no suele reconocerlo. A veces se muestran agresivos ante otros niños o sus familiares sin un motivo aparente, pero esto nos indica que existe un sufrimiento en él y que lo está pasando mal. Las investigaciones demuestran que la cantidad de síntomas depresivos es mayor en los niños con TDAH que en los que no tienen esta patología.

Generalmente, no se ensalzan las características positivas que tienen los niños con TDAH. Suelen ser chicos a los que les gusta explorar lugares nuevos, por lo común son muy creativos y tienen ideas geniales. Suelen ser valientes, rinden igual o por encima del resto de los niños si están suficientemente motivados, se les describe como enérgicos y, normalmente, no son rencorosos. Para que podamos valorar y destacar las características positivas del TDAH es necesario que el niño esté correctamente tratado en las diferentes áreas. También es importante señalar que, igual que no todos manifiestan unos mismos síntomas, no todos reúnen estas características positivas.

Todas estas manifestaciones y dificultades del niño con TDAH también tienen una importante repercusión en el resto de los miembros de la familia (padres y hermano/s). Algunos estudios llegan a la conclusión de que los padres de niños con TDAH tienen una probabilidad cuatro veces mayor de separarse o divorciarse que el resto de la población. Además, tanto el padre como la madre tienen probabilidades mayores que el resto de los progenitores de sufrir problemas de depresión y de abuso de sustancias. En cuanto a los hermanos de los niños con TDAH, suelen estar preocupados por estos, sobre todo si el niño con TDAH es más pequeño. Manifiestan que la familia gira en torno al hermano que tiene el trastorno. En el caso de los hermanos mayores o de los que no se llevan muchos años, los padres esperan de ellos que sirvan de ayuda y guía para el niño con TDAH en varios ámbitos, pero en especial en el área académica (muchas veces tienen la función de profesores particulares) y en la familiar (ayudando a poner normas y a hacerlas cumplir).

Alteraciones motivacionales

Ya hemos comentado que los chicos con TDAH tienen una pobre motivación intrínseca y precisan de constantes refuerzos externos en forma de aprobación, ánimo y tareas atractivas para funcionar adecuadamente. Esto se demostró en una revisión científica llevada a cabo por Luman, Oosterlaan y Sergeant en el año (2005), donde se comprobó que los chicos con TDAH dependen en mayor medida del refuerzo externo para obtener su máximo rendimiento que aquellos que no tienen TDAH. Además, si se les presentan refuerzos frecuentes e inmediatos, su rendimiento queda bastante normalizado. También pudieron comprobar que si tienen que elegir entre un refuerzo inmediato y otro aplazado, los chicos con TDAH suelen escoger el refuerzo inmediato, aun cuando el aplazado sea más contundente. Los niños con TDAH perciben la demora como algo desagradable; en estos casos se encuentra una activación de la amígdala.

En muchas ocasiones, el hecho de que el niño encuentre a un maestro que confíe en él es de vital importancia y lo puede «salvar» académicamente hablando. Luis Rojas Marcos, prestigioso psiquiatra sevillano, además de dedicarse profesionalmente, entre otras cosas, al TDAH, ha reconocido que fue diagnosticado de esta patología cuando era pequeño. Sus padres y amigos lo describían como un niño muy inquieto e impulsivo, lo que le llevaba a realizar conductas de alto riesgo, como subirse a los tejados de las casas. También describe como en el colegio siempre le colocaban en las últimas filas de la clase, hasta que, con unos catorce años, una profesora nueva le dijo que se empezaría a sentar en primera fila. Para Rojas Marcos es muy importante que los niños encuentren a una persona que confíe en ellos, que pueden ser sus padres, un profesor o cualquiera que vea fuerza y aspectos positivos en él. Muchos de estos niños que no reciben este apoyo y este refuerzo tan importante para la autoestima tienen mayores probabilidades de caer en patologías como la depresión o en conductas delictivas.

INTELIGENCIA EMOCIONAL

Le propongo al lector que realice el siguiente ejercicio: durante un minuto debes anotar todas las emociones y sentimientos que se te ocurran en una hoja. Pasado el minuto, haz un recuento de cuántas palabras relacionadas con la emoción has sido capaz de escribir. De todas las que has apuntado, ¿cuántas son positivas? ¿Y negativas? ¿Hay alguna que consideres neutra? Si has escrito en torno a diez o doce palabras en tu listado, te tengo que dar la enhorabuena, porque estás dentro de la media. Una curiosidad: ¿has anotado más emociones positivas o negativas? Si has apuntado más emociones negativas, no te preocupes, no es que seas una persona pesimista o negativa. La gran mayoría de las personas escribe más emociones negativas que positivas, y la razón es que son más numerosas que las positivas, con un ratio de una positiva por cada tres negativas. Además, esto es así en la gran mayoría de las lenguas que existen. Por lo tanto, es más probable que hayas anotado más emociones negativas que positivas.

Una de las características de la sociedad en la que vivimos es que estamos acostumbrados a no hablar mucho de nuestras emociones y de nuestro mundo interior, sobre todo de las emociones negativas o desagradables. Rara vez, cuando alguien nos pregunta cómo estamos, le contestamos utilizando conceptos emocionales. Por ejemplo, si un compañero de trabajo nos pregunta cómo estamos o qué tal lo hemos pasado el fin de semana, rara vez contestamos utilizando palabras que designen emociones como alegría, entusiasmo, rabia o vergüenza, y solemos responder de manera cognitiva o racional.

El profesor Rafael Bisquerra, director del posgrado en Educación Emocional y Bienestar de la Universidad de Barcelona, explica que el concepto de inteligencia emocional surge en el año 1990, a raíz de la publicación de un artículo de Peter Salovey y John Mayer donde describen dicho constructo. Aun así, dicho concepto no se dio a conocer hasta que en 1995 Daniel Goleman publicó su exitoso libro *Inteligencia emocional*. Según el profesor Bisquerra, las emociones ocurren inevitablemente, es decir, que ante una situación que consideramos injusta, inevitablemente vamos a experimentar rabia. Una vez que hemos experimentado la emoción, podemos decidir si la vamos a manifestar o no. Por ejemplo, ante la rabia que me provoca observar un acontecimiento injusto, yo puedo decidir si es conveniente u oportuno expresar mi rabia. Experimentar la emoción no es un problema; el problema puede surgir si no manejo o gestiono bien mis emociones. Está bien y es normal sentir rabia (emoción) ante determinada situación, el problema es mostrarse agresivo (conducta).

El sentimiento es el proceso mediante el cual hacemos consciente la emoción. Una diferencia importante es que la emoción es intensa y breve, mientras que el sentimiento se puede prolongar mucho más tiempo en función de la voluntad que tengamos.

Aunque algunos teóricos diferencian entre emociones positivas y negativas, no me gusta dicha diferenciación. En mi opinión, todas las emociones son positivas en el sentido de que son necesarias para la supervivencia y, por tanto, adaptativas. Otra cosa bien distinta es lo placentera o desagradable que sea la emoción. Está claro que para todos nosotros es más agradable experimentar alegría y amor que tristeza o miedo, pero todas estas emociones, independientemente de la sensación subjetiva que nos dejen, son igualmente necesarias. Qué pensaría el lector si viera a alguien por la calle que se acerca a acariciar a un león que se ha escapado del zoo. ¿Este chico se ha vuelto loco? Evidentemente. El miedo a determinados animales y situaciones nos aleja de esos peligros y aumenta nuestras probabilidades de supervivencia. Por tanto, tan importante es una emoción placentera como el miedo, la tristeza y la rabia.

Desgraciadamente, la educación emocional está fuera del currículo educativo, aunque últimamente se están haciendo cada vez más esfuerzos por incluirla en los colegios de manera estructurada. No existe ninguna materia que se dedique al área emocional en profundidad. Los pocos programas que se suelen poner en marcha para fomentar la educación emocional surgen de un interés especial del colegio o del profesor para introducirlos.

¿CUÁLES SON LAS EMOCIONES BÁSICAS?

La gran mayoría de los autores están de acuerdo en que existen una serie de emociones básicas en el ser humano. En lo que no existe acuerdo es en decidir cuántas emociones básicas hay y cuáles son. Se consideran emociones básicas aquellas que han tenido un papel relevante en la evolución de la especie humana (filogénesis) y que ya existen en el periodo prenatal. En un estudio clásico realizado en 1972, Paul Ekman llegó a la conclusión de que existían seis emociones básicas en todas las culturas: miedo, tristeza, rabia, sorpresa, alegría y asco. Sin embargo, en la década de los noventa, Ekman añadió más emociones a su listado original. Otros autores, como Begoña Aznárez, presidenta de la Sociedad Española de Medicina Psicosomática y Psicoterapia, sostiene que son siete las emociones básicas: alegría, rabia, miedo, tristeza, amor, vergüenza y curiosidad.

Como se puede observar, la gran mayoría de las emociones en los listados de emociones básicas son negativas. El motivo es que, como señala el profesor Rafael Bisquerra, los seres humanos no estamos programados para ser felices, sino para aumentar las probabilidades de supervivencia. Todas las emociones que tenemos, y con mayor motivo las básicas, nos ayudan a conseguir este objetivo: la supervivencia. Según Bisquerra, existe un triángulo de emociones que nos ha permitido, a lo largo de la evolución, aumentar nuestras opciones de supervivencia. Piense el lector en todas las situaciones extremas que han vivido nuestros antepasados lejanos: cazar para sobrevivir, luchas en ambientes hostiles, periodos de hambruna, guerras, etc. Las emociones negativas son más frecuentes, intensas y duraderas que las positivas.

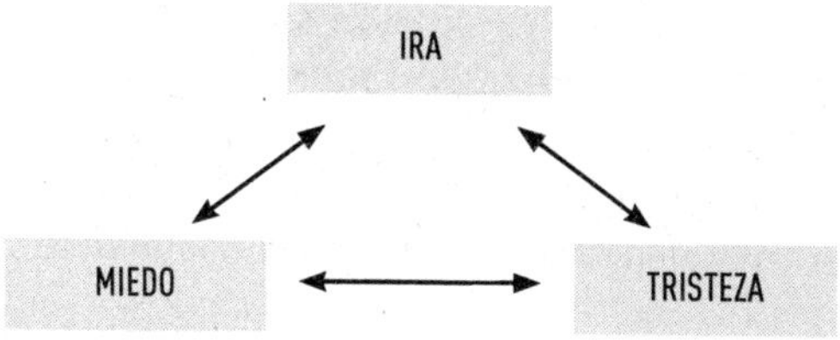

En un estudio científico de Williams (2008) se pudo comprobar que los niños y adolescentes con TDAH cometían más errores cuando tenían que identificar facialmente emociones negativas como el miedo y la rabia que los que no tenían esta patología.

ACTIVIDADES PARA MEJORAR LA GESTIÓN EMOCIONAL

Como señala Zahra Ávila, terapeuta especialista en TDAH, el primer paso para la prevención o la intervención en el aspecto emocional de nuestros niños es el aumento de su vocabulario emocional. Para ello es fundamental que los adultos comencemos a introducir las emociones tanto en casa como en el ámbito académico, expresando cómo nos sentimos y poniendo nombre a sus emociones cuando ellos aún no estén preparados para hacerlo. Es importante enriquecer su vocabulario con el fin de ayudarles en la identificación y expresión de sus emociones.

Una vez trabajada la identificación emocional tanto en nosotros mismos como en los demás, podremos incidir en la expresión y regulación de emociones. Para ello ofreceremos diferentes estrategias, de manera que nuestros niños tengan recursos para expresar sus emociones de una forma asertiva y puedan regular sus estados de ánimo.

A continuación, se recogen algunas actividades que podemos poner en práctica tanto en casa como en el aula:

- *Emocionario* (editorial Palabras Aladas): se trata de un diccionario ilustrado en el que aparecen explicadas detalladamente diferentes emociones, poniendo ejemplos de situaciones en las que aparecen y relacionándolas con algunas similares. El *Emocionario* es un buen recurso por su formato motivador para los niños, ya que nos permite aumentar su vocabulario emocional y ayudarles a identificar sus emociones a través de las imágenes.

- **El semáforo de las emociones:** elaboramos con cartulina un semáforo con tres colores (rojo, naranja, verde). Asignaremos, junto con los niños, emociones a cada color, de manera que las emociones consideradas negativas se sitúan en el rojo (enfado, miedo, etc.), en el naranja las intermedias (vergüenza, nostalgia, etc.) y en el verde las positivas (alegría, orgullo, satisfacción). Los niños elaborarán una tarjeta con su nombre y tendrán que colocarla en el color correspondiente a la emoción que sienten. Si la colocamos en el rojo, trabajaremos sobre posibles estrategias para regular esa emoción, solucionar el problema y poco a poco conseguir una emoción positiva y situarnos en el verde. Para ello podemos seguir los siguientes pasos:

    1. ¿Qué siento?
    2. ¿Cuál es el problema?
    3. ¿Qué puedo hacer?

También resulta útil que los adultos tengamos una tarjeta con nuestro nombre, de modo que ofrezcamos información visual de nuestro estado emocional o incluso les preguntemos dónde creen que nos situaríamos en cada momento.

- **Tienes cara de...:** es importante entrenar a nuestros niños en la identificación de emociones en los demás. Para ello podemos jugar con la expresión facial de emociones, pidiéndoles, frente al espejo, que pongan cara de alegría, tristeza, miedo... y que comparen sus caras para identificar qué tienen en común. También resulta útil trabajar con dibujos o fotografías, jugando a identificar qué siente la persona de la foto y qué puede haberla hecho sentirse así.

- **Identificación de situaciones emocionales:** fabricamos tarjetas de colores; cada color representa una emoción, por ejemplo, alegría, enfado, tristeza, envidia, vergüenza y miedo. Comenzamos contando historias breves, los niños deben levantar la tarjeta del color correspondiente cuando identifiquen la emoción que siente el protagonista de la historia. Se pide que justifiquen por qué han elegido esa emoción.

- **Una esquina para cada emoción:** se divide el aula en seis espacios; cada uno representa una emoción: alegría, envidia, enfado, tristeza, miedo y vergüenza. Comienza a narrarse una historia. A medida que la historia avanza, los participantes deben correr a situarse sobre la emoción que siente el protagonista. Puede pedirse que expliquen por qué se sitúan allí. Cuando se considere oportuno puede continuar con la historia otra persona.

- **El bingo de las emociones:** se entregará a cada participante un cartón con emociones descolocadas (alegría, tristeza, enfado, ira, envidia, miedo, orgullo, frustración, etcétera). Las mismas emociones estarán escritas en tarjetas y mezcladas. Por turnos, cada niño cogerá una tarjeta y contará una historia breve en la que aparezca representada la emoción. Los demás deberán identificar la emoción y tacharla en su cartón. Al igual que en el bingo, cuando hagamos línea o tachemos todas las emociones lo diremos en alto y comprobaremos si lo hemos hecho bien.

- **Los cuentos** son un recurso muy valioso para trabajar los aspectos emocionales. Existen numerosas recopilaciones de cuentos con contenido emocional. A modo de ejemplo recomendamos *Cuentos para sentir* de Begoña Ibarrola. También podemos utilizar dibujos animados o historias que les motiven para jugar a asignar emociones a cada personaje.

- **Las películas** suelen ser un buen recurso para trabajar las emociones de los niños. Un aspecto en el que podemos incidir en las películas es el de las emociones que están experimentando los personajes en diferentes momentos de la acción. Un ejemplo maravilloso de película para trabajar las emociones es *Del revés (Inside Out),* en donde se muestra cómo se producen cerebralmente las emociones y cómo la protagonista las experimenta en los diferentes contextos en que se mueve (con sus padres, en el colegio, con sus amigas, etcétera).

- **El dibujo** resulta una herramienta de gran utilidad para la intervención en los aspectos emocionales. Por ejemplo, podemos trabajar el enfado dibujando una cara enojada con los pelos de punta; en cada uno de los pelos escribimos motivos que pueden hacer que una persona se enfade. Otra forma de utilizar esta herramienta es pedirles que dibujen una situación en la que alguien esté triste o contento, ayudándoles a expresar qué les ha hecho sentir así y qué podríamos hacer para solucionarlo y cambiar esa emoción en el caso de que sea necesario. De este modo trabajaremos tanto la identificación como la regulación emocional.

- La realización de **murales** sobre las emociones resulta una actividad motivadora a la vez que útil. Pueden añadirse fotos, dibujos de situaciones emocionales, palabras o frases relacionadas con cada emoción, estrategias de regulación, etcétera.

- En el caso de los adolescentes es muy útil utilizar el recurso de la **música** para trabajar los contenidos emocionales. Se les pide que asocien cada emoción con una canción o parte de una canción, de manera que puedan utilizarlo como recurso tanto para la identificación como para la expresión de sus propias emociones.

CAPÍTULO 10

EL TDAH DESDE DENTRO: EXPERTOS, FAMILIAS, ASOCIACIONES Y AFECTADOS

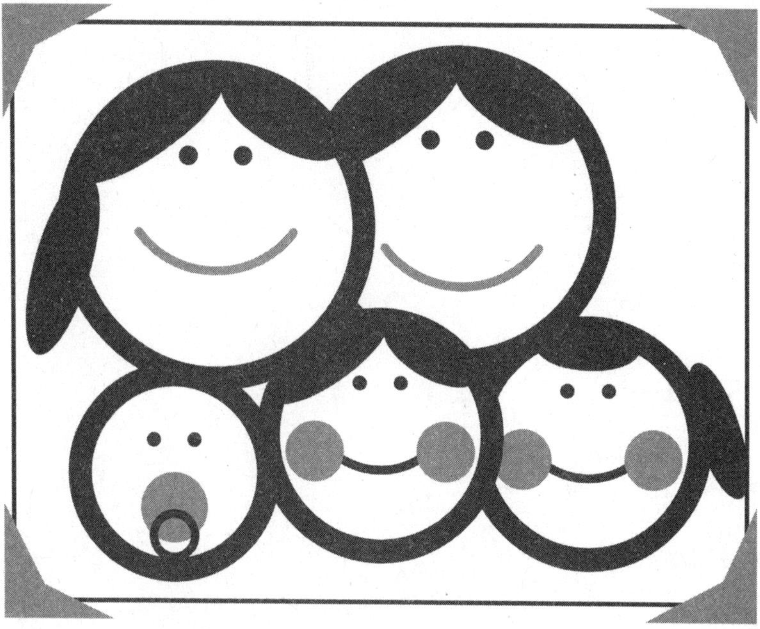

En el último capítulo del libro doy la palabra a los verdaderos protagonistas del trastorno por déficit de atención con hiperactividad. Este capítulo ha sido desarrollado de manera íntegra y exclusiva para este libro por expertos en TDAH, familiares de niños y adolescentes con esta patología, asociaciones de personas con TDAH y, como no, los verdaderos protagonistas: los afectados por el TDAH. A continuación, les cedo la palabra, no sin antes agradecerles su tiempo y su testimonio que, estoy seguro, será de gran utilidad para los lectores de este libro.

REFLEXIONES DE EXPERTOS SOBRE EL TDAH

Manifestaciones clínicas del trastorno por déficit de atención con hiperactividad

José Ángel Alda
Jefe de sección de Psiquiatría. Coordinador de la Unidad de TDAH.
Servicio de Psiquiatría y Psicología Infanto-Juvenil.
Hospital Sant Joan de Déu (Barcelona).

El trastorno por déficit de atención con hiperactividad (TDAH) es uno de los problemas más frecuentes en las consultas de psiquiatría y psicología de niños y adolescentes. Es un trastorno del neurodesarrollo que afecta en torno al 5 por ciento de esta población, siendo más frecuentes en varones.

Las manifestaciones clínicas aparecen antes de los doce años y varían en función de la edad del paciente y de la comorbilidad, provocando un desarrollo inapropiado del nivel de atención (sueña despierto, se distrae fácilmente, pierde cosas con frecuencia, le cuesta centrarse) y de hiperactividad-impulsividad (no está quieto, habla en exceso, es proclive a los accidentes, actúa sin pensar). Estos síntomas provocan un deterioro clínicamente significativo en dos o más ambientes, por ejemplo, en la escuela y en casa.

La edad media de inicio del TDAH suele ser sobre los cuatro o cinco años, con la presencia de impulsividad, hiperactividad y mayor nivel de desobediencia de lo que sería esperable para la edad de desarrollo. El diagnóstico suele retrasarse hasta el inicio de la primaria, presentando dificultades de rendimiento escolar y disfunción social.

La comorbilidad es frecuente en el TDAH, estando presente en el 60-80 por ciento de los casos. Estos problemas asociados al TDAH suelen ser problemas de conducta, trastorno negativista desafiante, trastorno de ansiedad, trastorno del estado de ánimo, problemas de aprendizaje y de lectoescritura.

Podríamos clasificar los síntomas del TDAH en función de la edad del paciente en:

Síntomas del TDAH en menores de tres años

Es difícil a esta edad llegar al diagnóstico de TDAH, ya que los síntomas pueden ser similares a otros trastornos como el TEA. Los principales síntomas son:

- Variaciones temperamentales.
- Alteraciones de la regulación emocional.
- Adaptabilidad social limitada.
- Interacciones del niño con el padre/madre alteradas.

Síntomas del TDAH en edad preescolar (entre tres y cinco años)

- Inquietud motora, están siempre en movimiento, no para nunca quieto.
- Tira cosas.

- Curiosidad insaciable.
- Intrépido, no es capaz de ver el peligro.
- Menor nivel de aceptación de normas.
- Juegos más agresivos para la edad del paciente.
- Demandas constantes y ruidosas.
- Interrumpe a otros, es incapaz de esperar su turno en el juego o en el turno de palabra.
- Rabietas frecuentes e intensas.

Síntomas del TDAH en edad escolar

- Los deberes están incompletos, poco organizados y con errores.
- Habla de forma impulsiva, responde antes de acabar la pregunta.
- Se distrae fácilmente.
- Conducta disruptiva en clase.
- Interrumpe y se entromete.
- Se muestra agresivo.
- Dificultades para aceptar las normas.
- Presenta gran imposibilidad de realizar tareas en casa.

Síntomas del TDAH en la adolescencia

- Problemas de atención.
- Pobre rendimiento escolar.
- Falla en recordar y en terminar las tareas.
- Problemas de conducta.
- Conductas de riesgo: más propensión a accidentes de todo tipo o conductas de riesgo.
- Rebelde, desafiante.
- Viola las normas familiares.
- Inmaduro e irresponsable.
- Se inicia en el consumo de drogas de forma más precoz, con más intensidad y es mucho más difícil la abstinencia.
- Delincuencia.
- Baja autoestima.
- Más frecuentes los síntomas afectivos.
- Pobres relaciones sociales

Trastorno por déficit de atención con hiperactividad (TDAH)

Russell Barkley
Profesor de Psiquiatría en la Universidad de Carolina del Sur.

El TDAH está clasificado como un trastorno del neurodesarrollo que incluye retrasos madurativos o deficiencias en, al menos, dos habilidades neuropsicológicas (atención e inhibición). Estas dos dimensiones tienen como síntomas principales la *inatención* y la *hiperactividad-impulsividad*. El trastorno está clasificado como del neurodesarrollo porque los científicos han demostrado un gran e inequívoco papel de los factores neurológicos y genéticos que causan el TDAH. Además, el TDAH está considerado como del *desarrollo* porque esencialmente es el resultado de un retraso en el mantenimiento de estas habilidades mentales específicas. Estos déficits surgen principalmente del retraso y/o disfunción en la maduración del cerebro y especialmente en aquellas regiones neurológicas que representan estas habilidades cognitivas del control atencional e inhibición de la conducta. Este problema del neurodesarrollo parece surgir en gran medida de factores genéticos, pero también pueden presentarse como consecuencia de un daño cerebral o de otras influencias disruptivas vividas por el niño o el adolescente en cualquier momento durante su desarrollo. En la gran mayoría de las ocasiones, esto ocurre durante la formación del cerebro en la etapa prenatal, pero por otra parte, las influencias negativas pueden causar impacto en el desarrollo del cerebro durante el periodo de maduración, que se extiende a lo largo de varias décadas.

Los síntomas del TDAH son dimensiones que reflejan el extremo de un continuo de la capacidad humana normal o típica en estas dos áreas (atención e inhibición). Por tanto, es importante para los especialistas enfatizar en la orientación a los padres que los niños y adolescentes con TDAH tienen un trastorno que:

- Está más allá de su propia elección o de sus decisiones.
- Es intrínseco a su naturaleza psicológica y física.
- No es una condición categórica, como ocurre en el embarazo (estás embarazada o no lo estás).

- Difiere del comportamiento y las habilidades de otros estudiantes en estas dimensiones como una cuestión de grado (cuantitativa), no de clase (cualitativa).
- Se volverá evidente en algún momento durante el desarrollo de la infancia (antes de los dieciséis años) en el 98 por ciento de los casos.
- Es probable que esté presente en muchas situaciones, pero no necesariamente en todas.
- Es probable que sea persistente en el desarrollo en muchos casos, pero no necesariamente en todos.

Diagnóstico y banalización del TDAH

Alberto Fernández Jaén
Neurólogo Infantil.

Los trastornos del neurodesarrollo en general, y el trastorno por déficit de atención/hiperactividad (TDAH) en particular, son un grupo de problemas del desarrollo neurológico, con manifestaciones evidentes en la época infantil, caracterizados por su elevada variabilidad clínica, por ser evolutivamente cambiantes y por su marcada repercusión funcional. El diagnóstico del TDAH, dadas las características previamente señaladas, precisa de una evaluación cuidadosa y experimentada. Una de las grandes preocupaciones de diferentes especialistas en el TDAH, que ha quedado patente en los últimos congresos, es la banalización del diagnóstico, e incluso del tratamiento del mismo. Los diagnósticos sustentados exclusivamente en la recogida sintomática, o sin la adecuada y ponderada evaluación del aspecto disfuncional que define al término trastorno, pueden conducir al infra o al sobrediagnóstico del mismo. Del mismo modo, un inapropiado diagnóstico de los trastornos comórbidos con el TDAH, tanto en el terreno de la conducta o ánimo como en el campo del aprendizaje, llevará indefectiblemente al fracaso terapéutico.

Banalizar este complejo diagnóstico, tanto en su perfil clínico como en el disfuncional, ante la perspectiva de un requerimiento terapéutico durante años, se muestra sin lugar a dudas antagónico. Parece más apropiado y lógico sustentar el diagnóstico en una detallada recogida de información clínica, obtener la mayor información posible de la situación escolar, realizar una completa exploración física y valorar una –más que recomendable– buena evaluación neuropsicológica. Del mismo modo que la intervención médica, docente y psicológica/psicopedagógica («multimodal») se muestra como la más apropiada en el abordaje terapéutico del TDAH, parecería que la valoración «multimodal» podría llevarnos a diagnósticos más precisos y completos. Recuerdo como hace unos años se describía el diagnóstico del TDAH como una tarea que precisa experiencia, pericia, paciencia y tiempo... a lo que yo añadiría para terminar, profesionalización y colaboración.

Abordaje familiar del TDAH

Sonia López Arribas
Psiquiatra infanto-juvenil en el Centro CADE y jefe de Sección del Hospital Central de la Defensa.

Los padres y la familia de niños con TDAH suelen tener la idea de que son menos competentes en su rol como figuras paternas, sienten hasta que la propia calidad de vida es insatisfactoria, además están expuestos a críticas por el comportamiento de sus hijos, lo cual puede llevarlos a evitar el contacto social con los demás y, por ende, predisponerlos a estados de depresión, no realización personal y afectación en su tiempo libre o de trabajo.

Resulta difícil comprender y dirigir a un niño que de forma constante está en acción, que desobedece instrucciones y que reacciona impulsivamente a las situaciones. A ello se suman las dificultades atencionales, la baja tolerancia a la frustración, los problemas escolares e interpersonales característicos de estos pequeños.

Generalmente, los padres tardan en identificar estas pautas de comportamiento como indicadores de un trastorno y suelen interpretarlas como desobediencia, vagancia e irresponsabilidad. Esta percepción errónea, unida a un sentimiento creciente de inhabilidad para dirigir al niño, genera frustración e impotencia. En este momento, los padres comienzan a utilizar el castigo como método preferencial para corregir al niño. Las críticas, las amenazas y las penitencias se vuelven cotidianas. El niño, que «no siempre puede controlar su comportamiento», decodifica las pautas educativas de los adultos como falta de comprensión y afecto. Así, se establece un círculo vicioso que compromete el bienestar psicológico y emocional de padres e hijos.

González de Mira (1997) ha observado que los niños con TDAH se destacan por poseer una alta capacidad energética, una buena memoria visual y auditiva, un buen sentido del humor, son creativos, sensibles y se comprometen intensamente con las personas queridas.

Los expertos en el tema sostienen que el tratamiento interdisciplinario es la mejor respuesta disponible a los problemas que presenta el TDAH. Usualmente se combina farmacoterapia, psicoterapia, apoyo psicopedagógico y psicoeducación parental. La ventaja de este tipo de intervención es que interrelaciona y amplifica los logros de los diferentes abordajes.

Anastopoulos, Smith y Wein (1998) observaron que los niños con TDAH suelen experimentar sentimientos de fracaso, incapacidad, baja autoestima, desmotivación por aprender, síntomas depresivos, ansiedad y un comportamiento oposicionista-desafiante. De igual modo, observaron que sus padres suelen manifestar frustración, tristeza, culpa, un sentido de pobre competencia parental y baja autoestima.

Estos resultados son coincidentes con los publicados por Barkley (1995) y Anastopoulos (1993), según los cuales el entrenamiento parental respecto a los niños con síntomas del TDAH disminuye los problemas de comportamiento y el oposicionismo, mejorando las relaciones familiares y el funcionamiento psicosocial del niño.

Al analizar las estrategias empleadas, puede afirmarse que el uso del refuerzo contingente y de señales externas, por parte de padres y educadores, demostró ser efectivo para generar cambios rápidos en el comportamiento del niño. Barkley (1998) y Scandar (2000) sostienen que el entrenamiento parental promueve cambios en las cogniciones y percepciones parentales sobre el comportamiento del niño. Por lo tanto, brindar información precisa sobre el TDAH, cuestionar mitos e integrar distintos puntos de vista a través del diálogo posibilita que los participantes formulen una interpretación más adecuada de la conducta del niño.

Además, algunas recomendaciones generales para implementar en el hogar son: ser entusiasta, reforzar positivamente, mostrar interés por el niño, fortalecer adquisición de rutinas, hábitos y horarios de estudio, evitar sobreprotección, asignación de responsabilidades en el hogar, motivar la realización de la actividad física y regular el consumo de comida basura. El rol de los padres y familia es de vital importancia en los avances del niño y es el inicio de su progreso; muchas veces es más importante hablar de sus contribuciones y fortalezas que de sus resultados académicos o comportamientos negativos. Por ende, la mejor prevención en los problemas de comportamiento del niño es elaborar en el hogar normas y rutinas a seguir.

TDAH: un trastorno de nuestro tiempo

María Jesús Mardomingo Sanz
Especialista en Psiquiatría Infantil y presidenta de honor de la Asociación Española de Psiquiatría del Niño y el Adolescente (AEPNYA).

Una de las características de nuestro tiempo es la dificultad para reconocer que los niños sufren enfermedades psiquiátricas. Esta resistencia social a aceptar que los trastornos psiquiátricos son entidades médicas y no la consecuencia de algún defecto personal de aquellos que las sufren viene de tiempos remotos, cuando la «locura» se atribuía a la acción del demonio. El trastorno de déficit de atención e hiperactividad (TDAH) no se encuentra libre de esta polémica, a pesar de que las primeras descripciones del cuadro clínico comienzan a aparecer en la literatura médica hace más de doscientos años. Desde el punto de vista histórico, ya en el siglo XVIII se señala la dificultad que tienen algunas personas para centrar la atención, y a finales del siglo XIX surge el término de «niños inestables», que se aplica a aquellos que son inquietos, impulsivos, revoltosos y tienen problemas de comportamiento. Es a principios del siglo XX cuando la sintomatología se atribuye a «defectos del control moral», que a su vez se deberían a causas «orgánicas» y también a factores ambientales. Por tanto, hace ya un siglo que se describe con bastante exactitud el cuadro clínico del TDAH y se formulan las primeras hipótesis etiológicas de tipo neurobiológico y de tipo ambiental. En las décadas posteriores y hasta nuestros días los estudios de investigación sobre el TDAH son tan numerosos que puede considerarse, sin lugar a dudas, uno de los trastornos psiquiátricos más y mejor conocidos en medicina.

No obstante, a pesar del acuerdo de la comunidad científica, de los avances en la definición de los criterios diagnósticos, del hallazgo de remedios terapéuticos farmacológicos y de psicoterapia, de disponer de datos cada vez más fiables sobre cómo evolucionan los pacientes y de cómo el cuadro clínico tiende a persistir hasta la vida adulta –limitando la vida de las personas y por tanto su felicidad–, la resistencia a reconocer al TDAH como una entidad médica aún persiste. Esta falta de aceptación social, este prejuicio y estigma de las enfermedades psiquiátricas y de los pacientes, perjudica a los niños y a las familias, pues contribuye a que no se diagnostique el trastorno o se diagnostique tarde o no se trate de forma adecuada. También crea dudas en los padres, que responsabilizan al hijo de lo que le pasa o se culpan a sí mismos por no haber sabido educarlo.

Se comprende que a los adultos nos cueste aceptar que en la infancia, esa edad que relacionamos con la inocencia y el paraíso, se den enfermedades que más adelante es fácil atribuir a las desgracias de la vida. ¿Y qué adversidades pueden acontecer en la vida de un niño? ¿Sería él, además, capaz de darse cuenta? Pero las causas de los problemas psiquiátricos y del TDAH son más complejas e intervienen no solo las circunstancias ambientales, la educación y el modo como nos enfrentamos a la adversidad, sino también el peso de la herencia y el proceso de interacción de los genes con el ambiente a lo largo de la vida. Todos estos factores van tejiendo la salud y la enfermedad y, en último término, el destino personal.

Por otra parte, cualquiera que haya tratado con niños y haya tenido el privilegio de escucharles sabe que la creencia de que los niños no son capaces de captar los problemas de la vida es falsa, como lo es el que no sean capaces de sufrir depresiones por su falta de madurez emocional.

Otro aspecto digno de mención, que puede contribuir a banalizar el TDAH, es que los síntomas clínicos coinciden con algunas características propias del mundo en que vivimos: la hiperactividad, el carácter transitorio de las experiencias, la impulsividad, la velocidad, los cambios, la fugacidad del tiempo. Se puede tener así la impresión de que este trastorno no es más que una exacerbación de pautas de comportamiento y de relación personal que la propia sociedad promueve.

Aún más, los síntomas, a simple vista, no parecen tener especial gravedad y el niño no difiere esencialmente de otros niños de su edad. Sin embargo, las consecuencias pueden ser dramáticas: fracaso escolar, problemas emocionales, rechazo de los compañeros, soledad, mala imagen personal, conflictos con los profesores, sentimientos de fracaso, problemas de comportamiento, discusiones entre los padres e intenso estrés en la familia. Si a esto se añade que el cuadro clínico tiende a persistir durante años, que el fracaso escolar se mantiene y agrava en la medida que las exigencias escolares aumentan, que un porcentaje de niños evoluciona hacia trastornos de conducta en la adolescencia y algunos a conductas próximas a la delincuencia, se comprende que la impresión de levedad no se corresponde con la realidad de los pacientes.

Ante la postura extrema de los que niegan la existencia del trastorno o el error de aquellos que diagnostican a un niño de algo que, en realidad, no sufre, se sitúa la buena medicina, la que se basa en pruebas y datos, la que aplica el rigor y el conocimiento al diagnóstico, la que se guía por criterios éticos, la que tiene en cuenta la realidad personal del paciente y sus circunstancias familiares y la que es capaz de aplicar los tratamientos apropiados que contribuyen a la salud y al bienestar de la gente.

Un trastorno real y discapacitante con un tratamiento eficaz

Daniel Martín Fernández-Mayoralas
Neuropediatra del Hospital Quirón de Madrid. Profesor de la Universidad Europea de Madrid.

El trastorno por déficit de atención/hiperactividad (TDAH) es la alteración del neurodesarrollo más frecuente en la población infantil. No es un «trastorno inventado», sino un problema discapacitante para las personas que lo padecen y su entorno, reconocido por la Organización Mundial de la Salud, y que puede tratarse o atenuarse de forma realmente efectiva. De hecho, el diagnóstico requiere de esa repercusión en diversos aspectos de la vida del paciente para poder realizarse. El TDAH es un trastorno neurobiológico con una carga genética importante y muy heterogéneo desde el punto de vista clínico. Aunque el diagnóstico debe basarse en la presencia de los criterios clínicos, la neuropsicología puede ser de gran ayuda e incluso imprescindible si hay sospecha de trastorno del aprendizaje (sobre todo, trastorno específico de la lectura –TEL–). El subtipo inatento (TDA, «sin la H de hiperactividad») también existe: muchas personas con graves problemas atencionales NO son hiperactivas. Este hecho es frecuente en niñas y en pacientes con TEL. Hasta hace poco tiempo, el diagnóstico ni siquiera se planteaba en aquellos niños que no eran hiperactivos o problemáticos y, en consecuencia, muchos sujetos con TDA, especialmente las niñas, no eran diagnosticados. El tratamiento debe ser multimodal: son técnicas efectivas la psicoeducación para la familia, el entrenamiento adaptativo al niño, las adaptaciones en el aula y la formación de profesores. Cuando es necesario debe usarse el tratamiento psicológico cognitivoconductual y el farmacológico. Sobre este último pesan mitos y prejuicios, pero usado adecuadamente por un especialista suele ser muy eficaz y bien tolerado.

Funciones ejecutivas: dirigiendo la orquesta cerebral

José Antonio Portellano
Doctor en Psicología. Neuropsicólogo. Profesor titular de la Universidad Complutense de Madrid.

Cuando asistimos a un concierto, escuchamos a cada uno de los instrumentistas interpretando su correspondiente partitura, y entre todos ellos producen una melodía. Pero siendo necesarios todos los músicos para interpretar una sinfonía, la presencia de un director resulta imprescindible para lograr que se produzca una buena coordinación y ajuste entre los distintos instrumentos. El cerebro tiene un funcionamiento similar al de una orquesta, ya que es necesaria la actuación eficaz en las distintas actividades mentales superiores como la memoria, el lenguaje, el razonamiento o la atención; sin embargo, hace falta un director que coordine y supervise las diferentes funciones mentales para desarrollar nuestras actividades de forma eficiente. El director de la orquesta cerebral se localiza en la zona anterior del lóbulo frontal, en el área prefrontal, y el sistema de control de las actividades mentales que emplea se denomina funcionamiento ejecutivo.

Las funciones ejecutivas son un conjunto de habilidades que permiten dar solución a nuevas situaciones y problemas para adaptarnos con más eficacia al ambiente. Cuando se realizan tareas que ya conocemos, no resulta imprescindible la activación del área prefrontal, porque el cerebro dispone de un aprendizaje previo que facilita la respuesta. Por el contrario, cuando nos enfrentamos a situaciones novedosas y a tareas complejas, no disponemos de esquemas de actuación, por lo que es necesario que el área prefrontal active las funciones ejecutivas para responder con eficacia. Las funciones ejecutivas constan de diversos componentes, a modo de herramientas versátiles, que facilitan la resolución eficaz de nuevos problemas: flexibilidad mental, capacidad para inhibir respuestas inadecuadas, fluidez mental, capacidad para adquirir nuevas informaciones, control atencional, etcétera.

Cuando se produce una grave lesión del lóbulo frontal como consecuencia de un traumatismo craneoencefálico o de un accidente vascular, es habitual que la persona afectada sea incapaz de mantener un control de su comportamiento, especialmente cuando tiene que realizar actividades de mayor dificultad. Pero hay casos más leves en los que las funciones ejecutivas también se encuentran afectadas, siendo los niños con trastorno por déficit de atención e hiperactividad un claro ejemplo de disfunción del sistema ejecutivo: aunque dispongan de una capacidad intelectual satisfactoria, siempre presentan trastornos de atención y deficiente control de los impulsos, que les impiden programar la conducta y resolver problemas novedosos de manera eficiente. Por esa razón, cualquier tratamiento que se realice para mejorar las dificultades de estos niños siempre debería incluir medidas de tratamiento neuropsicológico de sus funciones ejecutivas, para ayudarles a mejorar su capacidad de autorregulación y evitar así las manifestaciones de impulsividad y el déficit atencional que les caracterizan.

Evaluación del TDAH

Josep Antoni Ramos-Quiroga
Servicio de Psiquiatría del Hospital Universitari Vall d'Hebron. CIBERSAM (Barcelona).

La evaluación clínica del TDAH es un aspecto clave para el correcto tratamiento del trastorno. Es esencial realizar una completa historia clínica con el paciente y su familia, para poder realizar una evaluación rigurosa. Ello nos permitirá afrontar mejor los retos del tratamiento. Es fundamental descartar la presencia de otros trastornos, tanto médicos como psiquiátricos, ya que su presencia puede condicionar la opción terapéutica que se escoja.

Como se ha explicado en el capítulo pertinente a la evaluación, el diagnóstico siempre es clínico. Por eso es muy importante tener una formación especializada adecuada y dedicarle todo el tiempo que sea preciso. El hecho de que el diagnóstico sea clínico y no basado en otras exploraciones complementarias, como bioquímicas de sangre o neuroimagen, no le resta validez al diagnóstico de TDAH. Existen otras muchas patologías médicas en las que no disponemos de biomarcadores para realizar el diagnóstico (migraña, Alzheimer, etc.). Así, se sabe que el diagnóstico de TDAH es el trastorno psiquiátrico de inicio en la infancia con mayor fiabilidad entre distintos evaluadores correctamente entrenados.

La investigación en el campo de los trastornos del neurodesarrollo ha avanzado de forma considerable durante estos últimos años. Actualmente existe un dispositivo basado en la tecnología del *eye-tracking* (seguimiento del punto donde se centra la mirada y la atención ante una escena de una película) que permite un diagnóstico muy viable del autismo a una edad muy temprana. En el TDAH todavía no se dispone de una prueba complementaria que tenga una buena especificidad y sensibilidad para realizar el diagnóstico. A pesar de ello, los estudios que se están realizando con neuroimagen, en concreto con tecnología *machine learning*, son muy prometedores. Esta metodología permite generar una imagen de un cerebro tipo con TDAH y estudia con qué probabilidad el paciente estudiado puede tener o no TDAH. Pero esto es el futuro, en el momento actual debemos basarnos en la correcta exploración clínica y los cuestionarios o test serán un punto de apoyo más.

Técnicas de neuroimagen en el TDAH

Katya Rubia
Profesora de Neurociencia Cognitiva del King's College de Londres.

En las dos últimas décadas, la neuroimagen aplicada al TDAH ha demostrado que este trastorno está caracterizado por déficits en varios sistemas cerebrales que conectan el lóbulo frontal con regiones subcorticales subyacentes, como los ganglios basales y el cerebelo, y los sistemas de atención en el lóbulo parietal, los cuales son cruciales para el control de la inhibición, la atención, la planificación del tiempo y la motivación.

Los estudios longitudinales de imagen estructural han revelado que el TDAH está asociado a un retraso en el pico de espesor cortical normal en los niños de tres a cinco años de edad, con más cambios prominentes en las zonas frontal, temporal y parietal del cerebro. El espesor cortical aumenta normalmente con la edad y alcanza la cima sobre los siete años en niños sanos. El aumento es debido a la ramificación sináptica y dendrítica, mientras que la disminución está relacionada con la poda sináptica y la mielinización. Este proceso está asociado con la maduración cognitiva. Los metaanálisis más recientes de los estudios de neuroimagen estructural transversal muestran que las regiones del cerebro más afectadas en el TDAH son los ganglios basales, los cuales son significativamente más pequeños en el TDAH. Los ganglios basales forman parte de la red de ganglios frontobasales, que son cruciales para la modulación fina del comportamiento. Estas redes son particularmente importantes para el autocontrol, la atención, la motivación y la organización temporal, los cuales están dañados en el TDAH. Estudios de neuroimagen funcional, los cuales miden el cerebro mientras actúa, por ejemplo, mientras hacemos tareas cognitivas, también muestran que los pacientes con TDAH tienen problemas con la activación en varias redes de los ganglios frontobasales y redes frontocerebelares durante el desarrollo de tareas cognitivas como atención, inhibición y organización temporal. Además, estudios más recientes han demostrado que los pacientes con TDAH tienen también problemas con las redes de motivación del cerebro, las cuales están inervadas por dopamina, y están estrechamente relacionadas con las redes de la atención. Los metaanálisis de tomografía por emisión de positrones (TEP), además, han mostrado que los pacientes con TDAH tienen reducidos los niveles de dopamina y sus transportadores en los ganglios basales. Esto podría explicar por qué la medicación estimulante es una opción muy efectiva en los casos de TDAH, ya que los estimulantes aumentan los niveles de dopamina en los ganglios basales, y con esto se ha demostrado el aumento de la función de esta región, además de mejorar las funciones del lóbulo frontal. En conclusión, el TDAH es un trastorno que está caracterizado por varias redes frontosubcorticales que son cruciales para la atención, el autocontrol, la planificación y la motivación.

TDAH, mecanismos de neurotransmisión y neuromaduración

Jordi Sasot Llevadot
Psiquiatra Infantil y Adolescente. Jefe de la Unidad de Paidopsiquiatría del Centro Médico Teknon (Barcelona). Director médico de GUIA Centre Psicopediàtric (Barcelona).

Las neuronas a nivel cerebral se comunican mediante neurotransmisores, entre ellos: la dopamina, la noradrenalina y la serotonina. En el TDAH existe una afectación de estos neurotransmisores, fundamentalmente de la dopamina, cuya liberación inadecuada por parte de la membrana neurológica presináptica produce síntomas de TDAH al no llegar la suficiente respuesta de dopamina a los receptores de membrana postsináptica de la siguiente neurona.

Los fármacos psicoestimulantes como el metilfenidato o el reciente profármaco lisdexanfetamina aumentan la acción de la dopamina, con lo que se alcanzan los niveles necesarios para producir una adecuada neurotransmisión. Asimismo, se ha comprobado que los fármacos noradrenérgicos, como la atomoxetina, y los serotoninérgicos mejoran también el cuadro clínico.

El funcionamiento de nuestra corteza prefrontal depende de un adecuado grado de liberación de la dopamina y de la noradrenalina. Si este no está presente, aparecen la hiperactividad, la impulsividad y la falta de atención, síntomas clínicos de TDAH.

Esto ocurre porque en ciertos cerebros existe un alto grado de vulnerabilidad en su proceso de maduración biológica que impide una adecuada neurotransmisión, condicionada en su conjunto por factores genéticos (alteración de los genes reguladores de los mecanismos de neurotransmisión) y ambientales, fundamentalmente los que afectan al medio familiar y social.

¿La medicación con psicoestimulantes solo mejora la neurotransmisión? La respuesta es «no». Los estudios del profesor Philip Shaw, miembro del National Institute of Mental Health de Bethesda (EE. UU.), confirman que los psicoestimulantes, y en concreto el metilfenidato, ayudan neurológicamente a madurar. En los niños y adolescentes que no toman medicación psicoestimulante se produce una maduración, pero es lenta, mientras que los que sí la reciben maduran neurológicamente al mismo ritmo que la población normal. Este último aspecto es básico para comprender la necesidad del mantenimiento del tratamiento, evitando antiguos conceptos que planteaban periodos de descanso terapéutico.

El TDAH: hechos y datos

César Soutullo Esperón
Director de la Unidad de Psiquiatría Infantil y Adolescente de la Clínica Universidad de Navarra.

El TDAH es un trastorno del neurodesarrollo conocido desde hace más de cien años –no es un trastorno nuevo–, con origen cerebral y de causa principalmente genética (74 por ciento genético). Se debe a alteraciones en la neurotransmisión cerebral a nivel de zonas frontales que modulan la atención y la impulsividad, así como la perseverancia en una tarea, y otras zonas que modulan la respuesta ante una recompensa. Estas zonas cerebrales (sustancia gris) tienen un volumen menor en niños con TDAH, y, además, tienen alteraciones en su función y en su conectividad.

Debido a estos problemas, el niño, adolescente y adulto con TDAH no planifica las acciones, haciendo las cosas impulsivamente, no persevera en el esfuerzo hasta completar una acción y se distrae fácilmente por pensamientos o estímulos externos. Además, tienen dificultades para modular e inhibir las respuestas afectivas irritables ante una situación frustrante, como puede ser esperar a una recompensa (necesitan recompensas inmediatas).

El TDAH se desarrolla desde las edades tempranas, dando problemas académicos primero y luego de conducta, emocionales, y más tarde de relación, sociales, y luego médicos (accidentes, abuso de sustancias) y legales. Esto produce un impacto grande en la vida de la persona, alcanzando niveles de funcionamiento académico y profesional muy por debajo de su capacidad, y también genera gasto muy por encima de la población general, tanto para la familia como para la sociedad

El TDAH tiene un tratamiento conocido, seguro y eficaz, que produce gran mejoría tanto en los síntomas como en el pronóstico, y es capaz de normalizar bastantes alteraciones asociadas al TDAH. El tratamiento del TDAH tiene tres partes, y generalmente deben aplicarse todas, aunque en cada caso esto debe decidirse individualmente:

- **Psicoeducación y entrenamiento de los padres en manejo conductual.** Fundamental para entender los síntomas y aprender a adaptarse y manejar las diferentes situaciones, incluyendo comportamiento negativista y explosiones afectivas.
- **Apoyo académico**. Tanto en el colegio, con adaptaciones y apoyos según las necesidades, como en casa, con entrenadores cognitivos que ayuden al niño en materias que tenga más deficitarias, como entrenamiento en habilidades organizativas (llevar una agenda, resumir textos, hacer esquemas, planificar épocas de exámenes...), y además motivación y apoyo para que el niño sepa que el profesor está de su parte.
- **Medicación**. Fundamental para que las otras dos partes funcionen. La medicación mejora los niveles de dopamina en zonas cerebrales y favorece la maduración y el funcionamiento de las zonas que están afectadas en TDAH. Pueden tener algunos efectos secundarios, generalmente leves y no peligrosos, como insomnio de conciliación, menor apetito y a veces dolor de estómago o de cabeza. La medicación no es una «opción», es necesaria en la mayoría de los casos, excepto quizá en niños muy pequeños (de tres a cinco años) que tengan solo síntomas leves, o leves-moderados. En ese caso se empieza primero con las partes uno y dos del tratamiento, y si no funcionan, se añade entonces la medicación.

En resumen, el TDAH es un trastorno biológico del cerebro de origen genético, descrito hace más de cien años, con importante repercusión funcional, que tiene tratamiento eficaz y no es culpa de los padres. Todo niño con TDAH tiene derecho a una detección temprana y un tratamiento eficaz lo antes posible, para poder desarrollarse al máximo de su potencial.

Espero que este libro del profesor Rafa Guerrero ayude al lector a entender mejor esta compleja enfermedad, y a buscar ayuda, y le agradezco la oportunidad de dejarme un espacio para colaborar en esta obra.

REFLEXIONES DE FAMILIARES DE NIÑOS Y ADOLESCENTES CON TDAH

A continuación, podréis leer algunas experiencias de familiares de niños y adolescentes con TDAH. Sirva este apartado como homenaje a todas las familias que llevan años luchando por mejorar la calidad de vida de sus hijos. Quiero agradecer el esfuerzo y tiempo que han dedicado para escribir unas líneas en donde expresan sus miedos, rutinas y perspectivas futuras. Estoy convencido de que sus testimonios serán de gran utilidad a otras familias que estén en situaciones similares y les harán comprender que no son los únicos que están pasando por esta difícil situación.

TDAH: siglas indescifrables

Carmen

Como madre de un niño con TDAH, y después de los años que llevamos luchando por ello (psiquiatras, terapias de grupo en psicología, gabinetes psicopedagógicos), he de confesar que aún no entiendo muy bien el porqué de todo esto, sobre todo cuando te dicen que «es un niño muy brillante» y que «hay que motivarle mucho». Yo me pregunto, ¿y cómo se motiva a un niño con este trastorno? ¿Es que no he sabido nunca, o es la sociedad y el sistema educativo el que no motiva a mi hijo? A la edad de once años le castigamos sin los juguetes del día de Reyes. Los iría recuperando según fuese aprobando los exámenes. Pues bien, fue tan triste que ni siquiera preguntaba por sus juguetes, ya que estaba acostumbrado al castigo.

Te rodeas de personas que, a efectos de todo el mundo, tienen hijos maravillosos. Diría yo que es difícil que esos niños, en boca de sus padres, bajen de una puntuación de nueve. A mi hijo jamás le ha importado la puntuación, ni bajas ni altas, siempre ha valorado más el trato que ha recibido. En su vida académica tiene en alta estima a dos profesores y un orientador de su colegio (uno de primaria y otro de secundaria) de los que ha recibido siempre todo el apoyo, que no calificaciones buenas, eso es un mundo aparte, pero al menos se han preocupado por atender sus necesidades (épocas de mucha ansiedad, cómo ayudarle para que las clases le fuesen motivadoras, etc.). Desde aquí quiero agradecérselo infinito. También ha tenido otros profesores que, incluso, le han mandado a contar las baldosas del pasillo. En cuanto a la agenda escolar, que raramente utilizaba, siempre me ha parecido una vía de desahogo para los profesores. Lógicamente, cuanto más mayor, menos te enseña la agenda por «miedo a las broncas en casa».

Desgraciadamente, nunca le ha funcionado ninguna medicación. Alrededor de los diez años comenzamos con Rubifén®, principalmente porque comenzó con episodios de ansiedad. Al ser dosis baja, pasamos a Concerta®, de la cual no se libró de ningún efecto secundario. Sobre todo tenía tics terribles, que incluso le sirvieron para recibir alguna que otra amenaza de profesores: «Si no paras de hacer eso, te vas fuera de clase.» Continuamos con Strattera®, pero los efectos no fueron significativos. A día de hoy, ya con dieciséis años, no tiene medicación prescrita. Sí que tiene temporadas de estar más ansioso, nervioso y distraído.

Pero hasta aquí hemos llegado, a pesar de que su pensamiento es que «la educación primaria y secundaria no sirve para nada, solo es notas y notas, no te aporta ningún conocimiento. Solo se debería estudiar para realmente lo que quieres aprender. Mamá, hace un par de días pregunté a un compañero, que aprueba las asignaturas, por un par de preguntas de un examen reciente y no se acordaba de nada, eso me demostró que no le ha aportado ningún conocimiento».

A pesar de sus pensamientos, tiene mucha ilusión por estudiar diseño gráfico, y solo puedo decir que le seguiremos apoyando hasta donde pueda o quiera llegar.

Me gustaría hacer una reseña. A pesar de sus bajas calificaciones en su trayectoria escolar, y gracias a las tecnologías y la curiosidad que le acompaña, es un niño con mucha información cultural que, en ocasiones, ha dado más de una lección de conocimientos a esos maravillosos «nueves», y ciertamente un niño muy inteligente y excelente persona. Su psiquiatra siempre me ha dicho: «No consientas nunca que te digan que está mal educado». Al fin y al cabo, es lo que he buscado siempre: educación y que sea feliz.

La experiencia de tener un hijo con TDAH

Carlos

Como experiencia personal, el aspecto más complicado de la educación, por parte de los padres, es la comprensión de la situación por la que pasa tu hijo con TDAH. Se trata de un asunto que te explican, pero que no es fácil comprender, ya que no es algo que veas físicamente, y a eso, en nuestro caso en particular, se une que se trata del primer hijo. Se junta el aprendizaje inicial de padres primerizos, lo que comporta una falta de experiencia, con un obstáculo añadido que, como hemos dicho, no acabamos de entender.

En nuestro caso, de alguna manera, te pones en manos tanto de la sociedad, preguntando a los demás padres por el comportamiento, resultados escolares, etc., como del sistema educativo, poniéndote en manos del centro escolar, y del sistema sanitario, acudiendo al especialista, donde puedes recabar comparaciones, pautas de gestión y/o tratamientos.

Lo cierto es que, salvo honrosas excepciones, lo que recibes es por un lado falta de sinceridad, donde escuchas que el resto de los hijos son perfectos, apoyo solo en un pequeñísimo porcentaje por parte del sistema educativo y ensayo-error por parte del sistema sanitario.

No queremos que se nos malinterprete. Por supuesto que también hemos recibido excelentes consejos y pautas, pero lo cierto es que el porcentaje es tan pequeño en el conjunto que te llevan a pensar si nosotros mismos estamos autoconvenciéndonos y disfrazando, por el sentimiento de unos padres hacia su hijo, una falta de capacidad.

Indicar que, a pesar de fallar en mil y una ocasiones, lo más importante es no dejar de intentarlo y por supuesto apoyarte en ese mínimo porcentaje de personas que te ayudan y que realmente están igual de solas en el sistema que los propios padres, pero que son fundamentales para darte un empujón en los momentos más desesperados. Hablamos de esos pocos padres sinceros, que te ayudan a sacar de la mochila cosas propias de la edad y que tu hijo comparte con el resto. También nos referimos a esos profesores/educadores a los que les encanta su trabajo y que se vuelcan en la situación por encima de lo estrictamente profesional, que minimizan situaciones por entender el problema y se centran en lo realmente importante, y que tratan la situación de manera particular y no incluida en un sistema, y profesionales sanitarios que te escuchan, ayudan y ponen todos los medios a su alcance para dar una salida.

Al cabo de los años, con la madurez que va adquiriendo tu hijo, y rompiendo poco a poco todas las conchas que entre todos les hemos creado a base de castigos, riñas, etc., donde lo único que hemos conseguido es que no cuenten sus pensamientos y opiniones, te vas dando cuenta de que lo importante es recoger solo lo que te llega de ese pequeño porcentaje de personas que te ayudan para destinar tus esfuerzos a ayudarle a pasar esas etapas que no le aportan nada más que sufrimientos, para ayudarle a llegar al mínimo posible que se exige haciendo solo el caso necesario al resto, con el objetivo de poder llegar a ese punto en que pueda realizarse, centrado y dedicado a lo que le gusta, en lo que cada día tenemos más claro será genial.

Realmente, es verdad prácticamente todo lo que se lee y escucha con criterio relativo al TDAH: las etapas que se pasan en cuanto a la convivencia familiar y con el resto, los altibajos por los que se pasa para llevar la situación, dando respuestas en muchas ocasiones que no sirven, sino para hacer daño a tu hijo, buscando una reacción que evidentemente no recibes, a lo sumo se produce solo durante unas horas.

En nuestro caso en particular, estamos clarificando nuestra posición, que cada vez más está situándose en el mismo lado que la de nuestro hijo, desde donde empezamos a sortear los obstáculos del otro lado, donde se sitúa el sistema, con el único objetivo de conseguir que nuestro hijo pueda llegar a su objetivo, que sorprendentemente no es otro que dedicarse a estudiar y formarse en lo que realmente le gusta.

Al final de este camino, seguro que cambiaríamos muchas cosas en cuanto a nuestro posicionamiento y manera de actuar, para priorizar las opiniones y sentimientos de nuestro hijo por encima de todo, para enfocar su camino individual y no llevarle por donde el resto, sino apoyarle y orientarle en que su camino termine en su objetivo, salvando los obstáculos que se presentan. Solo esperamos que con dieciséis años que ahora ha cumplido no lleguemos tarde, por lo menos, para todo lo verdaderamente importante de su vida y nuestra convivencia con él.

Disfrutar del camino hasta llegar al destino

Rosa y José Antonio

Somos padres de un chaval maravilloso de dieciséis años. Hasta llegar aquí, hemos tenido de todo, pero tal vez lo más relevante que podamos decir sea: «No dejarse llevar» y «mantener la calma».

Habrá momentos en que den ganas de «tirar la toalla» y es normal, no hay que asustarse, pero esa no es una opción. Esto es una carrera de fondo y la meta no cabe esperarla a corto plazo. El mayor problema al que se enfrentan estos chicos es no ser reconocidos como personas válidas, pudiendo llegar a no sentirse queridos. Es vital dejar claro, con los hechos, que se les quiere y que siempre se les querrá, al margen de malos resultados académicos, despistes y demás.

Es muy positivo mantener contacto con otros padres en situaciones similares, pues ayuda a relativizar los hechos. Nosotros tuvimos la suerte de encontrar a una persona maravillosa que supo orientarnos al comienzo de los problemas escolares. Comenzamos, entonces, con terapia psicológica que pronto mejoró su actitud y con ello también sus relaciones y resultados académicos. También hemos encontrado lo contrario, y tanto fue así que llegó un momento, a mitad de un ciclo, en el que tuvimos que cambiar de colegio. En la búsqueda del nuevo centro fuimos totalmente transparentes para evitar caer en otra mala experiencia, y tuvimos la suerte de encontrar un colegio que se preocupa de nuestro hijo al igual que lo hace con el resto de los alumnos con la misma dificultad.

Es importante formar equipo con profesores, orientadores, padres y, cuando la madurez lo permita, también con el propio interesado. No hay recetas mágicas, cada caso es único y dependerá de las particularidades del mismo el encontrar las medidas que ayuden más al día a día. Con independencia de esto, hay una serie de «medidas» comunes para todos: reforzamiento positivo, diálogo constructivo, consensuar criterio parental, amoldar la exigencia, verificar su autoestima y reforzarla si el entorno logra erosionarla, parcelar los hechos para no llevar un malestar de un ámbito a otro, es decir, que si el chico tiene problemas por bajo rendimiento escolar, por ejemplo, evitar hacer extensible esto a otro terreno, divertirse y pasarlo bien, aunque las notas sean mejorables y que se sienta querido al margen de cualquier otra cuestión.

En nuestro caso, tenemos solo un hijo, y cuando llegó un momento en el que la realización de la tarea escolar generaba un gran desgaste en la relación padre/hijo, se optó por contratar a una persona que se encargara de la supervisión de dicha tarea, por recomendación expresa de la psicóloga que nos ayudaba por entonces. Como ya hemos dicho, empezamos solo con terapia, pero al aumentar la demanda hubo que ayudarle con medicación. La idea es que tras finalizar el bachillerato pueda dejar de tomarla y recurra a ella exclusivamente en casos puntuales de gran demanda de concentración.

A día de hoy tenemos la suerte de tener un hijo que es una persona estupenda y feliz, perfectamente integrada en su entorno, con amigos, ilusiones, proyectos, motivaciones y los problemas propios de su edad.

Con todo esto queremos transmitir un mensaje de ánimo y esperanza. Con paciencia y cariño se logra que se adquieran unas pautas que posibilitan que lleven una vida tan plena como cualquier chico de su edad y en un futuro puedan ser adultos plenamente autosuficientes. Son muchos los casos de personas con este trastorno que pueden dar fe de ello a día de hoy, y que pueden servirnos de motivación cuando flojee el ánimo.

La lucha por comprender el TDAH

Gema

Nuestro hijo tenía cinco años cuando empezamos a plantearnos más seriamente que algo no iba bien en su proceso de aprendizaje. ¿Cómo era posible que fuera incapaz de aprender los días de la semana o los meses del año, pero pudiera recitar de memoria diálogos completos de sus pelis infantiles favoritas?

Así fue como empezó nuestro rosario de consultas y dudas. No se puede decir que nos diéramos cuenta en un momento concreto, sino más bien fue un conjunto de situaciones lo que nos llevó a hablar con el Departamento de Orientación de su colegio. Hasta ese momento solo habíamos tenido alguna tutoría con su profesora, y siempre nos decía lo mismo: «Es un niño muy inquieto, no para, pero en clase se porta bien». Aquellas explicaciones ya no nos dejaban tranquilos y quisimos dar un paso más. En la primera cita que tuvimos con la orientadora del colegio, nos dijo que aún era muy pequeño para poder hacer valoraciones, pero que continuáramos observándole y le contáramos si notábamos comportamientos «raros».

Y así pasó el curso de infantil de cinco años. Estuvimos vigilando su comportamiento y su aprendizaje en el colegio, incluso lo comparábamos con el de su hermano, que es casi tres años menor que él.

Al año siguiente comenzó una nueva etapa escolar, primaria, y fue ahí cuando comenzaron a agudizarse los problemas. El niño no aprendía bien o no lo hacía al ritmo de sus compañeros de clase. Le costaba centrarse y prestar atención. Hablamos con su tutora y decidimos pedir una nueva reunión con la orientadora, quien enseguida se puso a trabajar con él haciéndole algunos test de atención. Nos citó para hablar de los resultados y ahí fue cuando nos lo soltó: «Vuestro hijo parece que presenta trastorno por déficit de atención e hiperactividad», el conocido TDAH. Se nos cayó el alma a los pies... ¿Qué era eso del TDAH? ¿En qué consistía? ¿Cómo podía afectarle y cómo se podía solucionar? Me hice un maratón de búsquedas por Google para leer sobre este tema hasta entonces desconocido para mí.

Entonces comenzaron las visitas a neurólogos y pruebas médicas: electroencefalogramas, electrocardiogramas, analíticas, estudios del sueño, etc. También la exploración en un centro de terapia especializado durante varios días, en que estuvieron haciéndole algunos test. La conclusión fue la misma: diagnosticaban TDAH y nos recomendaban comenzar con tratamiento médico de metilfenidato y sesiones de terapia conductuales.

Empezaron a surgir más dudas y temores. Cuando leímos el prospecto del medicamento, con tantos efectos secundarios y adversos, nos asustamos mucho. ¿Le dábamos la medicación o probábamos a comenzar con las sesiones de terapia, a ver si era suficiente? Optamos por comenzar conjuntamente con el tratamiento farmacológico y sesiones de terapia cognitivoconductual en un centro especializado que nos recomendaron. Lleva cinco años tomando metilfenidato, modificando la dosis según ha ido creciendo, y ha recibido apoyo en sesiones de una hora de terapia semanal en el mismo centro privado durante cuatro años, además de sesiones de apoyo del colegio en los últimos tres.

Al principio fue un golpe difícil de encajar, pero poco a poco te vas empapando del tema, lo vas conociendo y te vas dando cuenta de que no es tan «malo» como algunos lo pintan, y que pueden llegar a ser adultos normales y felices con una vida plena, que es lo que todos los padres deseamos para nuestros hijos.

Álvaro tiene ya doce años y en breve cumplirá trece. Podríamos decir que está en pleno cambio y revolución hormonal, la conocida como «preadolescencia». Continúa tomando la misma medicación y él mismo considera que la necesita, porque cuando hacemos los periodos de descanso recomendados por su neurólogo, siente que no tiene la misma capacidad de trabajo. Ha comenzado sus estudios en secundaria y considero que primaria la ha terminado de forma relativamente exitosa, sin repetir ningún curso y sin suspender ninguna asignatura ni en sus exámenes parciales ni en los finales, en gran parte gracias a su enorme capacidad de sacrificio, constancia y a los buenos hábitos adquiridos organizando sus tareas escolares. Todo ello le ayuda a superar las carencias que tiene en su aprendizaje escolar.

Desde casa el apoyo es fundamental e incondicional. Necesita sentirse comprendido, respetado y apoyado ante un hecho que sabe que no puede vencer él solo. Es imprescindible derrochar grandes dosis de paciencia, que en ocasiones reconozco que te la hace perder, y tolerancia, reforzar positivamente todos sus logros y tener mucha comunicación tanto efectiva, estableciendo normas y llevando el mando de las situaciones, como afectiva, transmitiéndole mucho cariño y comprensión, para resolver los conflictos que surjan y aprender a moderar sus comportamientos impulsivos, que en el futuro le podrían llevar a situaciones no deseadas. Pero por encima de todo, que sienta que estamos para ayudarle con mucho amor, porque él lo merece.

Cada día se escuchan más casos de TDAH, sin embargo, la realidad social con la que nos encontramos es que existe un desconocimiento generalizado sobre este trastorno. La falta de formación, información y atención sobre el TDAH tiene consecuencias negativas directas sobre los pacientes, sus familiares, amigos y otras personas de su entorno, que sufren la insensibilidad y la falta de consideración hacia las personas que lo padecen, que son consideradas «raras». Por ello os pido a quienes leáis estas líneas que no renunciéis nunca a continuar la lucha, incluso cuando parezca que todo está perdido y no se puede hacer más, porque nuestros hijos nos necesitan y mucho. Y tampoco a explicar incesantemente y las veces que sea necesario a familiares, amigos y profesores las diferencias de un niño con TDAH con el resto, para que comprendan que no supone ningún problema y que con la ayuda de todos, trabajando en equipo, lograrán, no sin mucho esfuerzo, todo cuanto se propongan en sus vidas.

Aprendiendo de ti

Esther y Jordi

Nuestro hijo Eudald tiene TDAH con comorbilidad Gilles de la Tourette y TOC. El camino para llegar a este diagnóstico ha sido duro, costoso –económicamente hablando– y muy largo, larguísimo.

Hemos tenido que aprender a la fuerza muchas cosas sobre este trastorno que antes desconocíamos. Hemos tenido que enfrentarnos a situaciones difíciles que el TDAH nos va demostrando día a día con dureza.

A veces comparamos las fases del duelo con el proceso que estamos sufriendo. Lo más triste es que cuando llegas a la aceptación de lo que le está sucediendo a tu hijo, es luego cuando empieza una lucha constante para demostrar a los demás que él necesita ayuda igual que cualquier niño que tenga diabetes o esté en silla de ruedas.

Aunque parezca absurdo, nuestro hijo tiene suerte. Mucha más suerte que otros niños que sufren del mismo trastorno, por lo que por desgracia hemos podido observar en sus vidas. Encontrar a gente que entienda o intente entender sus miedos, sus inquietudes, sus molestos tics y sus terribles obsesiones es una suerte.

Sabemos que le queda un largo camino para seguir luchando. Sabemos que la escuela es un lugar difícil para estos niños. Sabemos y sabe que siempre estaremos a su lado, en su lucha, nuestra lucha. Sabemos rodearnos de gente maravillosa (asociaciones, maestros, amigos, familia...).

La solución pasa por la concienciación de este trastorno, la implicación de la sociedad en general para llegar a entender cada vez mejor a Eudald, al TDAH.

Un largo camino

Margot

Ante todo, muchas gracias por tener la oportunidad de contar nuestra experiencia, aunque un solo folio sea poco para intentar resumir once años de lucha diaria con un hijo con TDAH.

Nosotros somos una familia normal, con trabajos normales, sueldos normales, más bien bajos. Tenemos tres hijos estupendos, cada uno con sus necesidades concretas según su edad, trece, once y seis años, dos niñas y un niño. Javi es el del medio, está diagnosticado con TDAH desde hace tres años, aunque el combate empezó mucho antes.

Cuando Javi empezó a andar, ya no paró, no pudo parar y hasta hoy. Desde pequeño ya notábamos que era diferente, nada le entretenía, en el cine se ponía de pie, la tele no le entretenía, cambiaba de juego continuamente, un desastre en el orden y la limpieza, todo lo rompía, no controlaba impulsos, el típico revoltoso, lagartija.

Lo comentamos con el pediatra, que nos derivó a Salud Mental Infanto-Juvenil, en donde un diagnóstico erróneo nos hizo perder casi tres años esperando a que el niño madurase y haciendo deporte los siete días de la semana, porque el diagnóstico fue exceso de energía e inmadurez. Ese fue el peor periodo, porque desde el desconocimiento real, nosotros como padres intentábamos modificar sus conductas con castigos blandos, duros, como sabíamos, siendo muchas veces conscientes de que daba igual castigar que no.

En el colegio era peor, empezó a tener problemas de socialización por su impulsividad, su verborrea, su impaciencia en los juegos, se convirtió en la diana perfecta para echarle la culpa de todo, aunque no la tuviera, se le etiqueta como niño rebeldillo, travieso, revoltoso, incapaz de cumplir las normas.

Fue al principio de tercero de Educación Primaria cuando su tutor, que es el mismo que tiene hoy, recién llegado al colegio como profesor, se dio cuenta de que Javi tenía un problema y de que no era conductual. Todos los demás profesores sabían que había un problema, pero no sabían clasificarlo, hasta ahora.

A nivel de profesorado nos hemos encontrado de todo, pero siempre hemos conseguido inclinar la balanza a nuestro lado, con el diálogo, algunos lo entienden, otros no, pero en el combate intentamos que vean un poco más allá de la clasificación de los niños en buenos, malos o peores. En ese momento decidimos cambiar de médico, buscamos un diagnóstico de un psicólogo privado; le pasaron un montón de tests (TDAH, psicomotricidad, coeficiente intelectual...). El apoyo psicológico fue fundamental, porque al mejorar él, el nivel de estrés y presión en casa disminuye, así que todo es más fácil. Económicamente no podíamos seguir con el psicólogo, y a través de una psiquiatra infantil conocimos la Fundación CADAH, en donde Javi y nosotros nos encontramos muy cómodos.

Desde marzo está con medicación, porque llegó un punto en donde era necesario un refuerzo, está con una dosis baja, pero lo suficiente para que ahora sea un niño normal. En el colegio ha mejorado también tanto académicamente como socialmente. A nivel social ya mejoró un poco en cuanto los padres de los demás niños supieron que Javi era TDAH y que es una dificultad como otra cualquiera, solo que en él, esta dificultad es invisible y no como uno que va en silla de ruedas, que usa gafas o que no oye, eso es una dificultad visible. Por eso muchas veces se puede confundir con gamberrismo, mala educación...

En el colegio siempre me han dicho que es un niño muy amable, muy inocente, buen niño, con una alta capacidad intelectual, con una sensibilidad y un sentimiento muy leal, que sabe las normas, pero al que, queriendo cumplirlas, le es imposible hacerlo, es incombustible.

A nivel familiar no hay problemas muy evidentes, ya que todos conocen el problema y desde el principio se les ha involucrado, lo mismo que a sus hermanas, que intentan ayudarle y comprenderle. Lo que en el fondo nos preocupa es de puertas para afuera, que es en donde se va a encontrar mayor dificultad. Siguen siendo los grandes incomprendidos, aunque cada vez se hable más o famosos hablen de su experiencia.

REFLEXIONES DE ASOCIACIONES DE PERSONAS CON TDAH

Las familias y el TDAH

Fulgencio Madrid Conesa
Expresidente de la Federación Española de Asociaciones de Ayuda al Déficit de Atención e Hiperactividad (FEAADAH).

El movimiento asociativo de familiares y afectados por el trastorno por déficit de atención e hiperactividad es un movimiento relativamente joven en nuestro país. Las primeras asociaciones se crearon a finales de los años noventa del pasado siglo, por padres y madres en cuyas familias alguno de sus hijos o hijas había sido diagnosticado de TDAH. Nos encontrábamos completamente perdidos y con una carencia absoluta de información sobre un trastorno del que en la mayor parte de los casos no habíamos oído hablar y del que pensábamos que era propio de niños y adolescentes. Pero tampoco era un trastorno conocido en nuestro sistema educativo y ni tan siquiera, con carácter general, en el sistema de salud.

Después supimos que no en todos los casos era un trastorno de la infancia y la adolescencia, en un cierto porcentaje de personas afectadas por el TDAH la sintomatología del trastorno podía permanecer en la edad adulta. Por eso nuestras asociaciones integran hoy a familiares y afectados.

Residentes en diferentes zonas de nuestro país, las familias que comenzamos a unirnos en esos primeros años partíamos de una experiencia común. El proceso que había llevado al diagnóstico de nuestros hijos, a partir del que podíamos poner nombre y afrontar con esperanza una situación que nos sobrepasaba, había sido con carácter general excesivamente largo y sinuoso, precedido de consultas a profesionales de diversas especialidades de la medicina y la psicología, con respuestas y/o diagnósticos contradictorios. A lo largo de este proceso, normalmente habíamos visto como o no se había realizado ninguna intervención terapéutica o se habían prescrito tratamientos que no solo resultaban ineficaces, sino que en demasiadas ocasiones conllevaban una repercusión negativa sobre nuestros hijos e hijas en los diversos ámbitos en los que se desarrollaban: el colegio, la familia y las relaciones sociales. Así como sobre la propia familia. Ciertamente, esta situación todavía se sigue produciendo con excesiva frecuencia.

Afortunadamente, también teníamos en común el apoyo y la ayuda de muchos profesionales expertos, que nos permitió acceder a información rigurosa sobre las características de este trastorno, sobre la diversidad de sus formas de manifestarse en cada persona, sobre su tratamiento, sobre su etiología, sobre la importante coocurrencia de comorbilidades del TDAH con otros trastornos. Y, por supuesto, sobre el imprescindible papel que nos correspondía a las familias en el tratamiento, pero también el que correspondía a los centros escolares y a los servicios de salud mental.

Hoy, las asociaciones de ayuda al déficit de atención e hiperactividad sabemos que no somos especialistas, que seguimos siendo legos desde muchos puntos de vista, pero somos conscientes de nuestra capacidad para adquirir conocimiento sobre el TDAH y para valorar la calidad de las fuentes en las que buscar información. Y también de que realizar este aprendizaje es una responsabilidad que no podemos ni queremos soslayar. La colaboración en la investigación, la formación, la difusión del conocimiento y la sensibilización sobre el TDAH es una parte muy relevante de nuestro compromiso con las personas afectadas y sus familias.

Las personas con TDAH son mucho más que estas siglas

Isabel Rubió
Presidenta de la Fundación ADANA.

Como madre de dos jóvenes con TDAH, sé de primera mano lo mal que se pasa por no entender cómo se repiten una y otra vez los mismos errores; perder continuamente cosas y citas, quedarse en blanco en los exámenes, tener siempre la necesidad de moverse, una muy poca capacidad de concentración..., con momentos alegres, pero también muchos tristes por no cumplir expectativas de los demás y de uno mismo... Por ello, con mi marido e hijos creamos la Fundación ADANA, para poder ayudar a otras familias y a aquellos profesionales que quisieran implicarse en atender a las personas con el trastorno.

El diagnóstico es muy importante; saber qué está pasando ayuda a desarrollar estrategias para paliar en la medida de lo posible estas dificultades. Hay que establecer un proceso diagnóstico exigente, que identifique los casos que realmente lo tienen. Es muy importante la formación de los profesionales dedicados a este cometido, por ello es un área que la Fundación ADANA cuida mucho.

Solo con una gran rigurosidad a la hora del diagnóstico y una intervención multimodal adecuada a cada caso podremos ayudar a que los afectados del TDAH alcancen su pleno potencial, y puedo afirmar que en muchos casos así es. A pesar de que aún hay quien niega que el TDAH exista, cada vez hay más evidencia científica de intervenciones exitosas, lo que viene corroborado por las muchas experiencias familiares que conocemos a través de las asociaciones de padres, así como de la misma organización europea, ADHD-Europe.

Agradezco por ello que personas conocedoras del trastorno escriban libros sobre su experiencia, ya que este mensaje de ayuda puede llegar a muchos padres y profesionales, ampliando el conocimiento de qué es lo mejor en cada caso concreto, y permitirá que muchos niños y jóvenes no se pierdan por tener problemas de atención, hiperactividad o impulsividad... Ellos son mucho más que esto, no podemos dejar que nos abrume aquello de lo que carecen, sino que debemos ayudarles a que trabajen su enorme potencial personal para paliarlo.

Implicación familiar en el TDAH

Equipo de la Fundación CADAH: Amaro Camus (pedagogo terapeuta), Rocío Meca (pedagoga terapeuta), Lucía Osorio (psicopedagoga) y Sara Ortega (neuropsicóloga clínica).

La educación de los hijos es una cuestión que siempre se presenta con dudas, temores e interrogantes para las familias, pero si, además, el niño presenta TDAH (trastorno por déficit de atención e hiperactividad), el abordaje educativo se convierte en un verdadero reto, dado el gran impacto que proyecta en el ámbito social, familiar y escolar, así como por su carácter crónico. Es por ello por lo que la implicación de la familia será clave en la intervención con el niño, funcionando de esta manera como eje vertebrador en el tratamiento multimodal.

La implicación familiar en el desarrollo del niño debe abarcar todas las esferas del mismo: personal, social y educativo. Para ello no solo requerirá de una óptima disposición de los padres, sino que estos deberán formarse y adquirir habilidades y estrategias educativas que permitan atender las necesidades educativas de forma integral.

La familia representa el agente socializador más importante para los hijos, es por ello por lo que cuanto más comprometidos, informados y formados estén los padres, mejor será la evolución de los niños con TDAH.

El núcleo familiar deberá actuar como motor de cambio dentro de la propia dinámica familiar, de cara a la intervención del niño y como agente colaborativo con el centro educativo. Ante esta necesidad de información, formación y entrenamiento para el desempeño de la acción educativa en niños con TDAH, las familias pueden necesitar recurrir a agentes externos, fundaciones, asociaciones o gabinetes psicológicos y psicopedagógicos especializados en la atención de pacientes con TDAH para cubrir dichas necesidades.

La intervención con las familias desarrollada por estos organismos debería cubrir las necesidades reales que estas presentan. Generalmente, suelen desempeñar gestiones de orientación, información, formación y de intervención propiamente dicha.

En un primer momento, el foco principal de dicha intervención debería focalizarse en la aceptación del diagnóstico clínico emitido, tarea no siempre sencilla. Además, el desgaste y los problemas emocionales que han acompañado en muchas ocasiones el peregrinaje en búsqueda del diagnóstico exigen el análisis y superación de los sentimientos de culpa que en ocasiones se presentan en las familias de los niños con TDAH. Frecuentemente, el malestar emocional y la excesiva preocupación por el devenir de los acontecimientos imposibilitan a las familias comenzar con el abordaje educativo.

Por otro lado, la familia debería adquirir conocimientos y recibir un entrenamiento en estrategias cognitivoconductuales, las cuales permitan a las familias actuar como coterapeutas de cara al abordaje educativo. Para ello será indispensable que las familias se formen y conozcan la sintomatología nuclear del TDAH y sus características, para que después puedan analizar y considerar las necesidades que su hijo presenta, para así, de manera específica, poder trabajar sobre ellas.

Por último, dada la sintomatología del trastorno, así como su naturaleza crónica, suele producirse un gran impacto y desequilibrio en la dinámica familiar. El niño con TDAH demanda gran atención por parte de sus padres, por lo que la relación de pareja a menudo tiende a deteriorarse y la atención que se ejerce sobre los otros hijos en ocasiones disminuye en tiempo y en calidad. Es por ello por lo que otro de los ejes principales a tratar en las intervenciones familiares suele ser el reajuste de la propia dinámica familiar.

Casi... 20 años de ANSHDA

Teresa Moras Cítores
Presidenta de la Asociación para el Trastorno por Déficit de Atención con o sin Hiperactividad (ANSHDA).

ANSHDA nace en 1998, cuando casi no se oía hablar del TDAH, o al menos no era tan popular como lo es ahora. Recuerdo que cuando fuimos a hablar con el Servicio de Atención a la Diversidad Educativa, no sabían de qué les estábamos hablando. Los padres y madres creíamos que a nuestros hijos les pasaba algo, y por ello decidimos organizarnos para reivindicar una atención escolar. Casi en el mismo tiempo y sin conocernos, se formaron las asociaciones del País Vasco y Navarra. Hoy día somos casi ochenta asociaciones federadas, todas ellas en la FEAADAH, a la vez que también se han ido creando federaciones autonómicas. El objetivo es dar respuesta a las necesidades de los afectados y a sus familias. Las asociaciones fueron creadas para poder ayudar a las familias que estaban en nuestra misma situación. El asociacionismo tiene como objetivo la unión de personas para trabajar por un fin determinado. La mayor parte de las asociaciones nos autogestionamos, puesto que no recibimos nada de ningún organismo, ni público ni privado.

En 2008, ANSHADA organizó el II Congreso de la FEAADAH, en el que participaron mil quinientas personas y donde se comprometieron a crear la *Guía de Práctica Clínica* que en este momento está en revisión.

Las asociaciones son espacios de ayuda, orientación, formación, reivindicación de derechos, etc. Aun así, debemos continuar trabajando. Nuestro objetivo es en algún momento desaparecer, ya que eso significaría que hemos conseguido nuestras reivindicaciones, cosa que, de momento, no parece probable.

La labor de las asociaciones de afectados por TDAH

Carmen Engerman
Presidenta y fundadora de APDE Sierra.

Como presidenta de la Asociación de Padres y Madres afectados por el TDAH de la Sierra Noroeste de Madrid, estoy plenamente convencida de que las asociaciones, en el caso de los afectados por el TDAH, son una parada obligatoria para los afectados y sus familias. Frente al desconocimiento de algunas personas, profesionales incluidos, de la sintomatología del TDAH y qué efectos negativos produce a nivel personal, familiar y social, debemos sumar que aún en Madrid no existe un protocolo consensuado entre Sanidad y Educación para lograr una detección precoz y, por consiguiente, un tratamiento multimodal, que es lo que necesitan los afectados por el TDAH, ya sean niños, jóvenes o adultos.

Aunque hay muchos y serios estudios a nivel mundial sobre la existencia de este trastorno, aún hoy tener TDAH parece ser una cuestión de fe. Es fundamental que desde las asociaciones se oriente, forme e informe a los afectados, y a la sociedad en general.

Por las serias repercusiones que tiene esta patología, altamente comórbida con otras patologías (dislexia, trastornos del aprendizaje, ansiedad, trastornos de la conducta), los afectados por el TDAH tienen derecho, como cualquier otro paciente o afectado por una patología, a un correcto diagnóstico, ya que es el primer paso para un tratamiento multidisciplinario.

Por el alto impacto social, educativo, familiar y personal que produce el TDAH en las personas que lo padecen y sus familias, las asociaciones debemos continuar con la importante labor de información, divulgación y formación, tres pilares fundamentales para minimizar los efectos negativos del TDAH (fracaso escolar, baja autoestima, accidentes de tráfico, problemas de habilidades sociales, conductas disruptivas, problemas con la justicia).

REFLEXIONES DE LOS VERDADEROS PROTAGONISTAS: LOS AFECTADOS POR TDAH

El demonio

Joan (10 años)

Había una vez un niño muy malo al que llamaban el Demonio en persona y este nombre era bastante terrorífico. Este niño era muy temido por los demás por las cosas que decían sobre él, y llegó un día en que este niño estaba en clase y entonces hacía el burro y hablaba con los compañeros y el profesor se enfadó y le castigó a un rincón de la clase, solo, y allí el Demonio se portó bien un rato.

Al cabo de un rato, se puso nervioso y no podía parar de hablar y el profesor Arnaldo dijo al Demonio que saliera fuera de clase y Joan, que así se llamaba en realidad el niño, dijo que vale, que ya saldría él solito, porque Joan no era nada tonto y se temía que pasaría algo, como realmente pasó.

Iba despacio hacia la puerta y en estas que el profesor Arnaldo perdió la paciencia y agarró a Joan del brazo tirando de él, camino de la puerta. Joan sintió que el profesor lo agarraba con mucha fuerza, así que él también incluyó un poco de fuerza para que le soltara.

Entonces, Joan vio que no lo condujo fuera de la clase, sino que lo llevaba a la clase de al lado, la del profesor «Sal y Pimienta». Al ver esto, Joan sintió mucha vergüenza y pidió al profesor que le diera otra oportunidad y él contestó que ni de broma, dándole un empujón hacia la puerta de la otra clase. Y Joan, o el Demonio, cayó mal contra la puerta y se hizo daño.

Entonces, el profesor Arnaldo cerró la puerta con muy mala leche y Joan, que estaba muy, pero que muy nervioso, incontrolable, pues cuando la puerta estaba a punto de cerrarse, la abrió de un portón y fue hacia el profesor Arnaldo. Mientras, el profesor «Sal y Pimienta» intentaba detener a Joan, o al Demonio, pero no fue capaz por el estado y el comportamiento de Joan y lo dejó estar al ver que era imposible.

Entonces, Joan fue directo hacia el profesor Arnaldo y le dijo con toda la rabia de Joan y del Demonio juntos que «no me vuelvas a tocar porque te parto la cara en dos trocitos».

Aquí sí que podemos decir que Joan estaba dominado por el Demonio. Por eso dicen: «Joan es un buen chico y siempre que puede ayuda a los demás, pero tiene problemas para controlarse y esto es lo que debería poder controlar».

Cuando a Joan le pasaba esto, quería que algún compañero le ayudara a controlarse, sin reírse de él y que no lo tomaran como el más rebelde de la clase, el que siempre la lía, porque si os pensáis que Joan es así, estáis muy equivocados.

A la gente que tiene problemas la tenemos que ayudar. Pensad cómo se sentirán estas personas después de haber hecho algo así. Os lo digo yo, Joan Pla, que lo pasan fatal y ni siquiera se acuerdan después de lo que ha ocurrido. Yo lo he sabido por un compañero, que me ha contado después lo que había pasado.

Joan está muy arrepentido y os hago un llamamiento para que me ayudéis y ayudéis a los niños con problemas y no esperéis a cuando las cosas se ponen tan mal. Las personas, en principio, son buena gente y no hacen estas cosas por diversión. Yo tampoco.

Soy un niño normal

Álvaro (12 años)

Tengo doce años y voy a contaros en pocas líneas cómo me siento cada día. Cuando me levanto por la mañana para ir al colegio, mi deseo es que mi día sea bueno. Antes de salir de casa siempre pienso si llevo todas las cosas que necesito y si los deberes estarán bien hechos.

Hace varios años mis padres me dijeron que tenía algo llamado «trastorno por déficit de atención». Como era un poco pequeño, al principio no entendía lo que me pasaba porque no me sentía enfermo. Empezaron a llevarme a médicos y a hacerme pruebas. Al final, decidieron que tenía que tomarme una pastilla cada mañana para que me ayudara a pensar, o más bien, a no distraerme en clase y poder aprender lo mismo que el resto de mis compañeros. A la vez, mis padres comenzaron a llevarme a un centro especializado que trabaja con niños como yo, que se despistan en clase y no se enteran de lo que se ha explicado o de las tareas que hay que hacer en casa.

Suelo tardar mucho en hacer mis deberes porque me cuesta concentrarme. Mis padres dedican mucho tiempo a explicarme lo que no he entendido en clase, a preguntarme lo que he estudiado o a hacer esquemas para recordarlo mejor. A veces es duro que a mi madre le digan que me está perjudicando porque está demasiado pendiente de mí.

No quiero que me traten diferente, solo que entiendan que mi memoria no la puedo controlar, que se me olvidan las cosas con facilidad y que mañana me costará recordar lo que he estudiado hoy. Es poco agradable saber que no soy capaz de hacer mis deberes o estudiar solo. Me gustaría poder estar muy atento en clase para aprender igual que mis compañeros. Dedico muchas horas a mis estudios porque quiero hacer todos los deberes bien y aprobar todos mis exámenes, pero tienen que ayudarme porque solo no puedo. Mis profesores algunas veces parece que no comprenden que no todos aprendemos de la misma forma y que algunos necesitamos que estén más pendientes de nosotros que de los demás.

Mis amigos no entienden lo que me pasa porque ellos me ven normal. Cuando llega la época de exámenes dicen que soy un «enchufado» porque mis exámenes son más fáciles. Pero eso no es verdad; mis exámenes son iguales, solo que me dan más tiempo para terminarlos y los adaptan subrayando lo que es más importante para que me resulte un poco más fácil responder a cada pregunta sin perderme.

Por lo demás, creo que soy un niño normal. Tengo un montón de amigos, me encanta hacer deporte, jugar al fútbol, viajar, escuchar música, ir al cine, etc. Sé que necesito mucha ayuda de mi familia y también de los profesores, por eso intento esforzarme al máximo para que, incluso cuando me doy cuenta de que empiezan a perder la paciencia, no tiren la toalla y me ayuden a superar mis dificultades. Hasta ahora ha funcionado, por eso intento ser agradecido con todos los que tanto me quieren y ayudan. Solo les pido que me comprendan y apoyen como hasta ahora para que pueda alcanzar mis objetivos en la vida. Sé que trabajando duro podré conseguirlo.

Ideología de un adolescente con TDAH

Alejandro (16 años)

El otro día le decía a mi madre que me gustaría tener un *smartwatch*, y ella, como todas las madres, me dijo que para qué quería eso. Yo le dije que lo usaría mayormente en los exámenes. Mi madre me dijo que lo que tenía que hacer era estudiar, y yo le dije que tenía razón, pero que con el *smartwatch* no tendría que malgastar mi tiempo estudiando y además aprobaría los exámenes. Mi madre me dijo que eso no era malgastar mi tiempo, yo le dije que sí, porque yo estudio para aprobar y no para aprender. Además, no soy el único que estudio para aprobar, ya que todas las personas, por lo menos aquí en España, estudiamos únicamente para aprobar los exámenes.

El sistema educativo se va a la mierda en el momento en que los alumnos estudian para aprobar y no para aprender.

Lo peor es engañarse

Pedro (16 años)

Soy Pedro, un chaval de dieciséis años, deportista y un poco descuidado con mis estudios. Y es que digo descuidado porque a medida que pasa el tiempo, me voy dando cuenta del potencial que tengo y que yo puedo hacer cosas que, aunque me cuesten, antes veía imposibles. Yo en los estudios he tenido un problema fundamental, y es que me engañaba. No tenía una buena noción del tiempo y así me pasaba; trabajos hechos el último día para cubrir el expediente, estudiando el día de antes de un examen, porque no sabía que lo tenía...

Yo he podido contar con unos padres que no han tirado la toalla en ningún momento, aunque ganas he de suponer que no les faltaron. Pero preguntando a especialistas, yendo a conferencias, hicieron más fácil este camino de piedras. Yo he ido pasando por distintas fases en referencia a mi comportamiento a lo largo de mi vida. En un principio, en primaria, pasaba de todo, iba al colegio a jugar y pasar el rato. Me daba igual sacar un dos que un ocho, mi cara al ver dichas notas era la misma, de indiferencia, un examen más.

Según van pasando los años, más consciente es uno de lo que hace, y de cómo tira las tardes viendo cómo pasa el tiempo y no hace nada. Sabiéndolo llega la tarde de mañana y hago lo mismo que hice ayer, es decir, nada. Es frustrante cuando menos, piensas que eres menos capaz que los demás. Y es que hasta que no ves los exámenes de junio encima y que puedes ir a septiembre, no aprietas y no das tu verdadero potencial.

Y fue a partir de ahí donde vi que no era menos que nadie y que si me esforzaba como en esas dos últimas semanas durante todo el curso, sacaría muchísimo mejores notas, pero no podía entender por qué si lo sabía, no lo hacía.

A todos los que estén leyendo esto quiero dar una recomendación. Y es que, aunque no sea alguien de confianza ni nada, quiero decir que, desde mi humilde opinión, hace falta mucha paciencia. Esto es una carrera de fondo en la que si se sabe llevar bien, el premio será muy grande.

Y, por último, comunicaos claramente, hijos y padres, siendo claros y escuchando el uno al otro, porque de ahí se puede sacar mucha información de los hijos, sobre todo cosas a las que normalmente nosotros no les damos la relevancia que realmente tienen. Ánimo y suerte.

Carta dirigida a los padres

Elaborada por los adolescentes con TDAH que asistieron al Congreso Junior, en el marco del Congreso Nacional de TDAH, organizado por la asociación TDAH Catalunya en Barcelona (18 de mayo de 2014).

Hola papás...

Os escribo esta carta porque va siendo hora de que sepáis lo que opino yo sobre vuestra manera de educarme.

Con todo lo que os diré, habrá cosas que no os gustarán, pero hay cosas vuestras que no me gustan y lo hacéis igual. Pero también hay muchas cosas por las que tengo que daros las gracias.

Sé que no es la primera vez que os digo esto, tampoco será la última. La mayor parte del tiempo, con vosotros, me siento agobiado, presionado, porque me pedís cosas que ni siquiera yo sé que puedo conseguir. Me siento retenido, necesito tener la oportunidad de caerme, de equivocarme y buscar la manera de solucionarlo y levantarme. Aun así, me siento tranquilo al saber que os tengo para cualquier cosa.

Me gustaría tener más espacio, que me dejéis respirar, que no me amenacéis, que os vais a arrepentir si me echáis de casa. También sería bueno que estuvieseis más relajados, que cuando os estresáis me contagiáis esa amargura. Os pediría que no os contradijerais, que yo dejaré de gritar, pero bajad el tono de voz cuando me lo pidáis.

Hay una cosa que sé que no os será fácil, pero para mí es de las cosas más importantes. Mamá, papá, dejadme vivir un poco la vida a mi manera. Que vosotros os caísteis, os equivocasteis y yo quiero tener esa oportunidad a hostiármela contra el suelo de boca. Tranquilos, os dejaré que me curéis si me hago daño. NECESITO VUESTRA CONFIANZA PORQUE YO CONFÍO EN VOSOTROS.

Como he comentado antes, no lo hacéis del todo mal. Me apoyáis en las decisiones, os puedo contar todo lo que quiero, me desahogo con vosotros, me salváis el culo, me animáis a levantarme cuando me caigo... Estáis cuando os necesito.

Así que relajaos, sonreíd y escuchadme... Voy a comerme el mundo.

AGRADECIMIENTOS

El presente libro se ha podido escribir gracias a la estrecha colaboración y apoyo de multitud de personas que han participado, de un modo u otro, en él. Sirva este apartado de agradecimientos para reconocer el tiempo, el esfuerzo y el cariño que me han mostrado todas las personas, que a continuación aparecen a lo largo de los meses que he estado escribiendo el libro.

En primer lugar, me gustaría agradecer la oportunidad que me brindó mi compañero y amigo **Javier García Vegue** ofreciéndome este reto tan atractivo. También, gracias al Grupo Planeta por permitirme disfrutar de este libro, en especial a **María Fresquet, Vanessa López y David Figueras**. Quiero reconocer y agradecer el tiempo y esfuerzo que han dedicado José Carlos Muniz da Cunha y Sergio Cordero que con sus ilustraciones y dibujos le han dado vida e ilusión a este libro. Gracias artistas.

Han sido unos meses muy intensos e ilusionantes escribiendo sobre un tema con muchísima información y de relevante actualidad. Por ello, quiero agradecer a mi mujer, **Patricia**, por su infinita paciencia y su apoyo incondicional, y a nuestro hijo **Nacho** por permitirnos aprender cada día con él. Por supuesto, a mis padres, **M.ª José** y **Antonio**, y a mi hermana **Eva** por su tiempo, atención y cariño a lo largo de todo este tiempo. Son y serán un apoyo muy importante para mí. También estoy muy agradecido al resto de familiares y amigos que se han preocupado por este proyecto, en especial a mi abuela **Adela**.

Me gustaría hacer una mención especial a Joaquín Fuster, quien, desde que me puse en contacto con él, se ha mostrado en todo momento implicado en resolver todas mis dudas en cuanto al córtex prefrontal, del cual es el gran experto a nivel mundial, y aceptó de manera altruista realizar el prólogo de mi libro. Gracias Joaquín por tu atención, caballerosidad y afecto hacia mi persona y mi trabajo. Ha sido un verdadero honor compartir contigo este trabajo.

Quiero agradecer al psiquiatra **Luis Rojas Marcos** su amabilidad y disponibilidad al aceptar escribir para este libro un relato autobiográfico sobre su experiencia tanto personal como profesional con el TDAH.

A lo largo de nuestra formación en el colegio, pasando por la universidad y hasta el momento laboral actual, damos con una serie de profesores y profesionales que marcan, irremediablemente, nuestro futuro personal y laboral. En este párrafo, me gustaría agradecer a las personas que, a lo largo de los últimos años, han influido de manera decisiva en mi formación como psicólogo y profesor de universidad. Entre este reducido grupo de personas, quiero destacar la influyente labor que tuvo sobre mí **José Antonio Portellano**, como profesor de Neurociencia en la carrera de Psicología, **José Luis Marín** y **Begoña Aznárez**, psiquiatra y psicóloga respectivamente de la Sociedad Española de Medicina Psicosomática y Psicoterapia que tanto y tan bien me están formando en los últimos años, y por supuesto, a **José Ramón Gamo**, quien me dio la oportunidad de conocer una forma diferente de educar y de enseñar, y representa una de las figuras de referencia en mi vida profesional. También quiero agradecer el apoyo que recibí por parte de **José Antonio Luengo** en mis inicios profesionales cuando uno estaba tremendamente desorientado. Gracias de corazón a todos ellos.

Agradezco muy especialmente a las personas que aceptaron voluntariamente escribir unas líneas sobre el TDAH y que nos han permitido seguir aprendiendo sobre este trastorno. Tanto expertos como familiares, asociaciones y afectados por el TDAH han tenido su hueco, como no podía ser de otra manera, en este libro. Gracias a todos ellos por su implicación y sus ganas de seguir aportando luz a este trastorno. Además otros profesionales han intervenido de una u otra manera en este libro y me gustaría agradecerles el tiempo, el cariño y la dedicación que me han mostrado ayudándome en la revisión de capítulos o en la aclaración de conceptos: Juan Narbona, Ignacio Morgado, Kazuhiro Tajima, M.ª José Díaz-Aguado, Unai Díaz-Orueta, Francisco Labrador, Susana Muñoz Lasa, Ignacio de Ramón, Francisco Mora, Antonio Labanda, Petra Sánchez Mascaraque, Virginia Montes, Juanjo García, Chelo Rollán, Loretta Cornejo, Roberto Salamanca, Elena Guerrero, Gladys Veracoechea, Alicia Monserrat, José Manuel Gómez Montes, M.ª Carmen González Calixto, Francisco Montañés, Pilar Nieto, Ana Miranda Casas, Carlos Hornillos y José Manuel García Verdugo.

También quiero agradecer a mis excompañeros del colegio Ábaco todo el cariño que me han mostrado, no solo a lo largo del tiempo que he dedicado a escribir este libro, sino a lo largo de los seis maravillosos cursos escolares que compartí con ellos, en donde pude aprender y llevarme un gran conocimiento. Mención especial merecen César del Hierro, director del colegio Ábaco, e Icíar Caro, jefa del Departamento de Orientación, por la oportunidad y respeto con el que siempre fui tratado. Gracias a todos mis compañeros del Departamento de Orientación por ser como sois y por todo lo que aprendí con vosotros (Elisa, Jessica y Andrés). Enhorabuena a todos los profesores y personal que trabaja en el colegio por el gran grupo que formáis y por la labor que hacéis cada día. Os echo mucho de menos.

Gracias a mis compañeros de CADE, en especial a Alberto Fernández Jaén, Sonia López Arribas, Daniel Martín Fernández-Mayoralas, Beatriz Cicuendez, Zahra Ávila y José Ramón Gamo por todo el conocimiento que aportáis a esta obra y por todo el tiempo que me habéis entregado y dedicado para este libro. Gracias a Herminia y a Patri por la paciencia que tenéis conmigo.

También quiero agradecer a mis compañeros de la Facultad de Educación de la Universidad Complutense de Madrid (UCM) y del Centro Universitario Cardenal Cisneros de Alcalá de Henares.

Gracias por compartir vuestro día a día conmigo. Por supuesto, no quiero olvidarme de todos los alumnos que he tenido a lo largo de estos diez años de experiencia en el ámbito universitario. Gracias por vuestra confianza en mí y por permitirme seguir aprendiendo cada día.

Y, en último lugar, y no por ello menos importante, agradecer a las familias y pacientes con los que he trabajado tanto de orientador como de psicólogo en el centro que dirijo, Darwin Psicólogos, por su confianza en mí y en mi manera de trabajar. Gracias a todos ellos.

REFERENCIAS BIBLIOGRÁFICAS

Abad-Mas, L.; Ruiz-Andrés, R.; Moreno-Madrid, F.; Sirera-Conca, M. A.; Cornesse, M.; Delgado-Mejía, I. D.; Etchepareborda, C. (2011). «Entrenamiento de funciones ejecutivas en el trastorno por déficit de atención/hiperactividad.» *Revista de neurología,* 52 (1), 77-83.

Aciego, R.; García, L.; Betancort, M. (2012). «The Benefits of Chess for the Intellectual and Social-Emotional Enrichment in Schoolchildren.» *The Spanish Journal of Psychology,* 15.

Álvarez-Higuera, R. & Ordóñez, M. J. (2011). *No estáis solos. Un testimonio esperanzador sobre el TDAH.* Libros Cúpula.

Arango, C. (2015). «A integral treatment for attention deficit hyperactivity disorder in Europe.» *Revista de psiquiatría y salud mental,* pp. 197-198.

Artigas, J. & Narbona, J. (2011). *Trastornos del neurodesarrollo.* Viguera Editores.

Artigas-Pallarés, J. (2003). «Comorbilidad en el trastorno por déficit de atención/hiperactividad.» *Revista de neurología,* 36 (supl. 1), S68-S78.

Baddeley, A. (1998). *Memoria humana. Teoría y práctica.* Editorial McGraw-Hill.

Barkley, R. (1999). *Niños hiperactivos.* Paidós Ibérica.

Barkley R.; Murphy, K. & Fischer, M. (2008). *El TDAH en adultos. Lo que nos dice la ciencia.* Ediciones Médicas, J&C.

Berne, E. (2007). *Juegos en que participamos.* RBA: Barcelona (orig. 1964).

—, (1974). *¿Qué dice Vd. después de decir hola?* Grijalbo: Barcelona (orig. 1972).

Biederman, J. (1996). «Attention-Deficit Hyperactivity Disorder and Juvenile Mania.» *Journal of the American Academy of Child & Adolescent Psychiatry,* 35: 997-1008.

Blakemore, S. J. & Frith, U. (2005). *Cómo aprende el cerebro. Las claves para la educación.* Editorial Planeta.

Blasco-Fontecilla, H.; González-Pérez, M.; García-Lopez, R.; Poza-Cano, B.; Pérez-Moreno, M. R.; De León-Martínez, V., *et al.* (2015). «Efficacy of Chess Training For The Treatment of ADHD: A Prospective, Open Label Study.» *Revista de psiquiatría y salud mental.*

Brown, T. E. (2010). *Comorbilidades del TDAH: Manual de las complicaciones del Trastorno por Déficit de Atención con Hiperactividad en niños y adultos.* Masson, 2.ª edición.

Castells, P. (2009). *Nunca inquieto, siempre distraído: ¿Nuestro hijo es hiperactivo? (TDAH: Trastorno por Déficit de Atención con Hiperactividad).* Ediciones CEAC.

Crespo, M. & Larroy, C. (1998). *Técnicas de modificación de conducta. Guía práctica y ejercicios.* Dykinson.

Faraone, S. V., Sergeant, J.; Gillberg, C. & Biederman, J. (2003). «The Worldwide Prevalence of ADHA: Is It an American Condition?» *World Psychiatry.*

Forés, A, & Ligoiz, M. (2012). *Descubrir la neurodidáctica. Aprender desde, en y para la vida.* Editorial UOC.

Fuster, J. (2015). *The Prefrontal Cortex.* Academic Press, 5.ª edición.

García Sevilla, J. (1997). *Psicología de la atención.* Editorial Síntesis psicología.

—, (2013). *Cómo mejorar la atención del niño.* Editorial Pirámide.

Goleman, D. (1995). *Inteligencia emocional.* Kairós.

—, (2006). *Inteligencia social.* Kairós.

Guinot, J. (2013). *Mitos y realidades sobre hiperactividad y déficit de atención.* Altaria.

Labrador, F.; Cruzado, J. A. & Muñoz, M. (2002). *Manual de técnicas de modificación y terapia de conducta.* Editorial Pirámide.

López-Martín, S.; Albert, J.; Fernández Jaén, A. & Carretié, L. (2009). *Neurociencia afectiva del TDAH: Datos existentes y direcciones futuras.* Escritos de Psicología, vol. 3, n.º 2, pp. 17-29.

Mardomingo. M. J. (2015). *Tratado de psiquiatría del niño y del adolescente.* Ediciones Díaz de Santos. Madrid.

Marina, J. A. (2011). *El cerebro infantil: la gran oportunidad.* Editorial Ariel.

—, (2012). *La inteligencia ejecutiva.* Editorial Ariel.

Martorell, J. L. (2000). *El guion de vida.* Desclée de Brouwer.

Miguel Tobal, J. J. y Orozco, M. T. (2013). «Ansiedad en niños y adolescentes.» En Medeiros, T. (coord.), *Adolescência: Desafios e riscos*, pp. 363-397. Letras Lavadas Edições, Ponta Delgada, Portugal.

Mischel, W. (2015). *El test de la golosina. Cómo entender y manejar el autocontrol.* Editorial Debate.

Mora, F. (2013). *Neuroeducación. Solo se puede aprender aquello que se ama.* Alianza Editorial.

—, (2014). *¿Cómo funciona el cerebro?* Alianza Editorial.
Orjales, I. (2007). «El tratamiento cognitivo en niños con trastorno por déficit de atención con hiperactividad (TDAH): revisión y nuevas aportaciones.» *Anuario de psicología clínica y de la salud,* 3, 19-30.
—, (2000). *Déficit de atención con hiperactividad. Manual para padres y educadores.* Editorial CEPE.
Orjales, I. & Polaino Lorente, A. (2001). *Hiperactividad. Programa de intervención cognitivo-conductual para niños con déficit de atención con hiperactividad.* Editorial CEPE.
PANDAH (2014). *Impacto personal, social y económico del TDAH.* Plan de acción en TDAH.
Portellano, J. A. (2005). *Cómo desarrollar la inteligencia. Entrenamiento neuropsicológico de la atención y las funciones ejecutivas.* Editorial Somos Psicología.
—, (2014). *Estimular el cerebro para mejorar la actividad mental.* Editorial Somos Psicología.
Ramos-Quiroga, J. A.; Picado, M.; Mallorquí-Bagué, N.; Vilarroya, O.; Palomar, G.; Richarte, V., *et al.* (2013). «Neuroanatomía del trastorno por déficit de atención/hiperactividad en el adulto: hallazgos de neuroimagen estructural y funcional.» Rev. *Neurol.*, 56 (supl. 1): S93-106.
Rubia, K.; Alegria, A. & Brinson, H. (2014). «Imaging the ADHD Brain: Disorder –Specificity, Medication Effects and Clinical Translation.» *Expert Rev. Neurother.* 14 (5), 519-538.
—, (2014). «Anomalías cerebrales en el trastorno por déficit de atención/ hiperactividad: una revisión.» Revista *Neurología*, 58 (supl. 1): S3-18.
Sánchez-Mora, C.; Ribasés, M.; Mulas, F.; Soutullo, C.; Sans, A.; Pàmias, M.; *et al.* (2012). *Bases genéticas del trastorno por déficit de atención/ hiperactividad.* Rev. *Neurol.*, 55, 609-18.
Schaefer, C. (2012). *Fundamentos de terapia de juego.* Manual Moderno, 2.ª edición.
Shaw, M. (2012). «A Systematic Review and Analysis of Long-Term Outcomes in Attention Deficit Hyperactivity Disorder: Effects of Treatment and Non-Treatment.» *BMC Medicine.*
Siegel, D. (2011). *Mindsight: La nueva ciencia de la transformación personal.* Paidós Ibérica.
—, (2012). *El cerebro del niño.* Alba Editorial.
Soutullo, C. (2008). *Convivir con niños y adolescentes con Trastorno por Déficit de Atención con Hiperactividad (TDAH).* Editorial Médica Panamericana.
Taylor, J. F. (2010). *Guía de supervivencia de los niños hiperactivos. Conocer y tratar los trastornos de déficit de atención e hiperactividad.* Ediciones Oniro.

Veracoechea, G. (2012). *El déficit de atención sin fármacos. Una guía para padres y docentes.* Editorial Psimática.

Vicente, A. y Berdullas, S. (2015). *Intervenciones coste-eficaces para el TDAH.* Informe del Centro de Salud Mental del Reino Unido. INFOCOP, 71, 23-24.

Willcutt, E. (2012). «The Prevalence of DSM-IV Attention-Deficit/Hyperactivity Disorder: A Meta-Analytic Review.» *Neurotherapeutics,* 9: 490-499.

Referencias de interés sobre el TDAH

Alda, J. A.; Boix, C., Colomé, R. y otros autores (2010). *Guía de práctica clínica sobre el Trastorno por Déficit de Atención con Hiperactividad (TDAH) en niños y adolescentes.* Ministerio de Ciencia e Innovación.
Es una guía muy minuciosa y extensa en donde se explican muchos de los aspectos del TDAH en niños y adolescentes. Es útil para aquellas personas que quieran profundizar en esta patología.

Asociación Americana de Psiquiatría. *TDAH: Guía de tratamiento para padres.*
Es una guía elaborada por la Asociación Americana de Psiquiatría, y traducida al castellano, donde podemos obtener información relevante para los padres en relación con el TDAH.

Asociación de Ayuda a Padres de Niños con Déficit de Atención e Hiperactividad de Alicante (ADAPTAHA). *Niños y adolescentes hiperactivos o inatentos. Guía para padres y maestros.*
Es una guía bastante completa para familiares y maestros elaborada por Manuel García Pérez y Ángela Magaz Lago para la asociación ADAPTAHA. Tratan desde la historia del TDAH hasta orientaciones para hacer un informe psicopedagógico pasando por los diferentes tratamientos multimodales del TDAH.

Asociación Elisabeth d'Ornano para el Trastorno por Déficit de Atención con Hiperactividad. *TDAH. Guía breve para padres.*
Esta guía describe de manera sencilla y breve las características más sobresalientes de este trastorno. Está dirigida a padres, aunque también hay una dirigida a maestros. Se puede descargar gratuitamente en la página web de la asociación: <http://elisabethornano-tdah.org/es/>.

Barkley, R. (1999). *Niños hiperactivos.* Paidós.
El doctor Russell Barkley es una de las referencias a nivel internacional sobre el TDAH. Este libro, uno de los más conocidos y completos sobre

esta patología, está dirigido a padres y en él ofrece pautas y consejos para manejar la conducta de los chicos con TDAH en diversos ámbitos.

Blakemore, S. J. & Frith, U. (2005). *Cómo aprende el cerebro. Las claves para la educación.* Editorial Planeta.
Este libro es uno de los referentes en cuanto a los últimos hallazgos sobre el cerebro. Gracias a las potentes técnicas que utiliza la neurociencia, Blakemore y Frith, investigadoras de la Universidad de Londres, desarrollan en un lenguaje sencillo y de manera amena cómo aprende nuestro cerebro en diversos aspectos: socialización, lectura, escritura, afectividad, etcétera.

Federación Española de Asociaciones para la ayuda al Déficit de Atención con Hiperactividad. *El niño con Trastorno por Déficit de Atención con Hiperactividad. Guía práctica para padres.*
Es una guía sencilla y práctica para los familiares de niños con TDAH, con consejos prácticos para mejorar la autoestima, el comportamiento, organización, motivación y habilidades sociales.

Federación Española de Asociaciones para la ayuda al Déficit de Atención con Hiperactividad. *Guía de actuación en la escuela ante el alumno con TDAH.*
Es una guía dirigida a los profesores de Educación Primaria y Secundaria, donde se abordan aspectos como el sistema de evaluación de los niños con TDAH en el colegio y se ofrecen fichas para trabajar los diferentes tipos de atención.

Mena, B.; Nicolau, R.; Salat, R.; Tort, P. & Romero, B. (2006). *Guía práctica para educadores. El alumno con TDAH.* Fundación ADANA.
Es una guía gratuita y disponible en Internet que ha elaborado la prestigiosa Fundación ADANA en donde se tratan diferentes aspectos en relación con el TDAH (síntomas, causas, diagnóstico, tratamiento, autoestima, pautas para la escuela, etc.). Esta fundación está especializada y es referente a nivel nacional en esta patología. Es una guía muy útil con un lenguaje sencillo y con pautas para maestros.

Mora, F. (2013). *Neuroeducación. Solo se puede aprender aquello que se ama.* Alianza Editorial.
El profesor Francisco Mora Teruel recoge en esta magnífica obra los principios básicos de la neuroeducación. Se recogen hallazgos científicos en campos tan diversos como el aprendizaje, la atención, la emoción y la curiosidad. Además, el profesor Mora aporta un sinfín de consejos para maestros, fruto de su larga experiencia docente. Debería ser un libro de referencia y consulta para todos los maestros.

Orjales, I. (2000). *Déficit de atención con hiperactividad. Manual para padres y educadores*. Editorial CEPE.

La profesora de la UNED Isabel Orjales es una de las referentes del TDAH a nivel nacional. En este manual clásico describe de manera organizada y minuciosa las diferentes manifestaciones del TDAH y aporta pautas y recomendaciones, tanto para padres como para profesores. Sin lugar a dudas, un manual de referencia.

Quintero Gutiérrez del Álamo, F. J. *Tenemos un niño que tiene un TDAH: ¿Qué necesitamos saber?*

Es una guía dirigida a los familiares y al propio paciente con TDAH, escrita de manera sencilla por el doctor Francisco Javier Quintero, responsable del Servicio de Psiquiatría del Hospital Infanta Leonor de Madrid. Es una guía apoyada por la Fundación Juan José López Ibor y la Fundación ARPEGIO.

RECURSOS EN INTERNET

Páginas web

Blog de Escuela con Cerebro: <https://escuelaconcerebro.wordpress.com/>.
Este interesantísimo blog debería ser un recurso de frecuente consulta para maestros y profesionales, ya que en él se explican los últimos hallazgos científicos en lo que a educación se refiere de manera sencilla y accesible.

<http://www.cambridgebrainsciences.com/>.
Es una página web donde podemos encontrar diferentes juegos para potenciar la memoria, la atención, la orientación espacial, etcétera.

Sincrolab: <https://www.sincrolab.es/>.
Es una plataforma de entrenamiento cognitivo dirigida a profesionales con el objetivo de facilitar el diseño de entrenamientos en funciones ejecutivas para pacientes con trastornos del neurodesarrollo y dificultades de aprendizaje.

Páginas web de asociaciones y centros que trabajan con personas con TDAH
Proyecto PANDAH: <http://www.pandah.es/>.
Fundación CADAH: <http://www.fundacioncadah.org/>.
Fundación ADANA: <www.fundacionadana.org>.
Centro CADE: <www.centrocade.com>.
ANSHDA: <http://www.anshda.org/>.
APDE Sierra: <http://apdesierratdah.blogspot.com.es/>.
Asociación Elisabeth d'Ornano: <http://elisabethornano-tdah.org/es/>.

Blog educativo Familia y Cole: <http://familiaycole.com/>.

Página web muy interesante para profesores y padres donde se pueden encontrar recursos y actividades de diferentes materias, además de información sobre pautas y consejos.

Orientación Andújar: <http://www.orientacionandujar.es/>.

Es una página web en donde los profesores, orientadores y padres pueden encontrar multitud de fichas para trabajar con sus alumnos e hijos sobre diferentes materias y procesos psicológicos.

Class Dojo: <https://www.classdojo.com/es-es/>.

Es una aplicación muy sencilla de utilizar y práctica que sirve para reforzar determinadas conductas de niños (concentración en las tareas de clase, realización de deberes, compañerismo, etc.). Es de utilidad tanto para profesores como para padres. Sirve para aplicar la economía de fichas de una manera motivadora y práctica, tanto para niños como para clases enteras.

Genes To Cognition: <http://www.g2conline.org/>.

Página web en inglés donde podemos obtener información de las diferentes partes del cerebro y sus funciones. Además, permite seleccionar un lugar o lóbulo concreto del cerebro, observarlo en tres dimensiones y rotar el cerebro.

TDAH Trainer: <http://www.tdahtrainer.com/>.

Aplicación del doctor Kazuhiro Tajima para trabajar diferentes procesos psicológicos dañados en los niños con TDAH.

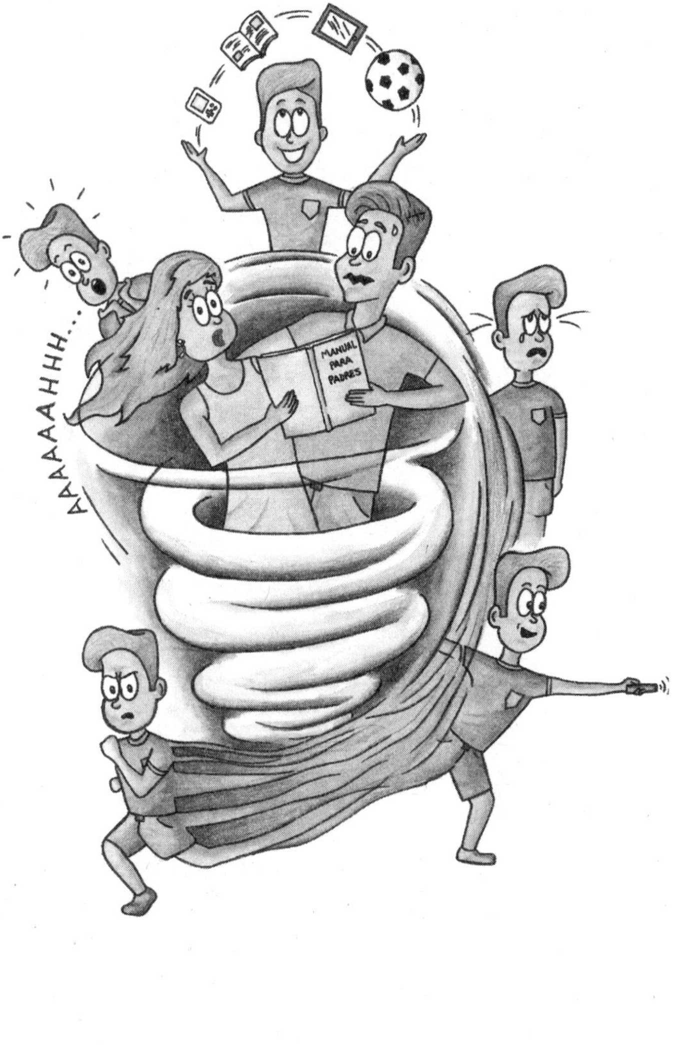
AAAAAAAHHH....
MANUAL PARA PADRES